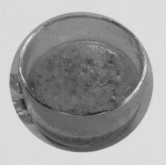

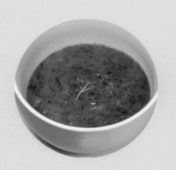

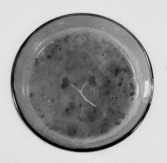

건강을 지켜주는
야채 수프와 약초 죽 ❷

펴낸곳 | 도서출판 지식서관
펴낸이 | 이홍식
글·사진 | 손현택
등록번호 | 1990. 11. 21 제96호
주소 | 경기도 고양시 덕양구 고양동 31-38
전화 | 031)969-9311 **팩스** | 031)969-9313
e-mail | jisiksa@hanmail.net

초판 1쇄 발행일 | 2020년 11월 10일

건강을 지켜주는
야채 수프와
약초 죽 ②

글·사진 손현택

평소에 먹는 건강식, 냉장고에 남아 있는 재료로 만들 수 있는 간편식 붐이 불고 있다. 아울러 1인 가구가 늘어나는 요즘 추세에 맞게 여러 가지 반찬을 준비할 필요가 없는 간편식 식사에 대한 관심도 커지고 있는 추세이다.

인간이 만들어 먹는 주방 요리 중에서 가장 긴 역사를 가진 수프 요리는 프랑스에서 레스토랑 사업이 등장함과 동시에 서구에서 정찬 요리를 즐기기 전 습관식으로 먹는 요리로 발전한 요리이다. 레스토랑 요리의 에티켓 요리인 수프 요리가 요즘의 간편식 요리 붐과 건강식 요리 붐에 맞물려 상대적인 빠른 소화, 재료 배합의 용이성으로 인해 가정에서도 즐기는 요리로 탈바꿈하였다.

이 책은 가정식, 건강식, 간편식 붐에 걸맞게 우리나라 토산물로 조리할 수 있는 수프 요리에 대해 정리한다.

수프 요리의 장점은 소화가 빠르다는 점에 있다. 수프 요리는 남녀노소는 물론 병약한 사람들도 빠른 소화력을 보여 준다.

수프 요리의 두 번째 장점은 냉장고에 남아 있는 채소와 육류로 조리할 수 있다는 점이다. 더 고급 재료를 사용하면 한층 고급스러운 요리를 만들 수도 있지만 냉장고에 남아 있는 재료로도 얼마든지 맛있는 수프 요리를 만들 수 있다.

　수프 요리의 세 번째 장점은 영양소의 보고(寶庫)라는 점에 있다. 시중에서 구입한 분말형 수프는 대부분 고형 재료가 없는 제품이지만 가정식 수프 요리는 자신이 좋아하는 야채를 듬뿍 넣을 수 있다. 자신의 몸에 필요한 재료만을 듬뿍 넣어서 만든 수프 요리라면 아무래도 영양소의 보고라고 할 수 있다.

　수프 요리의 가장 큰 장점은 야채를 싫어하는 사람들에게 풍부한 식이섬유를 제공한다는 점에 있다. 야채 반찬에 관심이 없는 남편과 자녀에게 야채 수프 요리를 제공해 보자. 틀림없이 맛있게 섭취할 뿐 아니라 변비 문제도 해결된다.

2020년 9월
손 현 택

CONTENTS

머리말 06
한국 식재료, 한국 산나물 수프 요리 12
수프 요리의 종류 14
맛있는 한국 자연산 식재료 수프 요리 17
나물 연구가 손현택의 한국식 수프 요리의 맛 연구 19
수프 요리 맛의 포인트 21
《참고》 수프 요리의 기원과 발달 23

Part 1 — 과일 수프

맛있는 열대 과일 수프
파파야 수프 담백 맛 ★★★★★ 26

피로 회복, 변비, 항암에 좋은
귤 수프 맛 ★★★★★ 32

항암, 노화 예방에 좋은
딸기 수프 & 냉딸기 수프 냉딸기 수프의 맛 ★★★★★ 38

포만감을 주는
바나나 수프 맛 ★★★★ 45

시력, 노화 예방에 좋은
포도 냉수프 맛 ★★★★ 51

노화 예방, 피부 미용에 좋은
파인애플 수프 맛 ★★★ 57

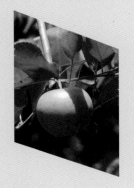

항암, 시력에 좋은
토마토 수프 맛 ★★★ 64

다이어트에 좋은
사과 수프 맛 ★★★★ 70

숙취에 좋은
냉참외(냉멜론) 수프 맛 ★★★★ 76

시력, 항산화에 좋은
망고 수프 맛 ★★★(너무 달다) 81

Part 2 — 열매 야채 수프

가슴이 답답할 때 시원한
오이 수프 맛 ★★★★★ 88

혈액 순환에 좋은
가지 수프 맛 ★★★★ 94

체력 보신에 좋은
밤 수프(밤 죽) 맛 ★★☆ 100

독소 해독, 여성에게 좋은
애호박 수프 맛 ★★★★ 106

새콤 맛있는
파프리카 수프 맛 ★★★★★ 112

당뇨 예방 및 눈에 좋은
옥수수 수프 맛 ★★★★ 118

Part 3 — 뿌리 야채 수프

다이어트, 정신 안정에 좋은
연근 수프 맛 ★★★★ 126

순환계에 좋은
달래 수프 맛 ★★★★ 132

부종, 다이어트, 변비에 좋은
우엉 뿌리 수프 맛 ★★★★★ 137

혈액 순환에 좋은
씀바귀 수프 맛 ★★★☆ 143

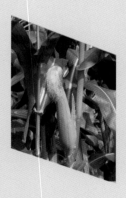
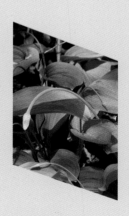

Part 4 — 약초 · 허브 수프

피부 미용, 노화 예방에 좋은
루꼴라(로켓) 수프 맛 ★★★★★ 150

맛있는 나물, 맛있는 수프
참취(취나물) 수프 맛 ★★★★ 156

정말 맛있는 약초 수프
왜당귀(당귀) 수프 맛 ★★★★★ 162

위장 질환에 특히 좋은
산마늘 수프 맛 ★★★★☆ 168

기침, 감기, 객혈에 좋은
곰취 수프 맛 ★★★★ 174

혈액 순환, 류머티즘, 감기에 좋은
두릅 수프 맛 ★★★★★ 180

각종 진통에 효능이 있는
꾸지뽕 잎 수프 맛 ★★★★☆ 186

각종 염증에 좋은
왕고들빼기 수프 맛 ★★★★★ 191

원기 회복, 체력 회복에 좋은
인삼 수프 맛 ★★★★ 196

혈액 순환에 좋은
홍화(잇꽃) 수프 맛 ★★★★★ 202

한국 식재료, 한국 산나물 수프 요리

　인간이 국물 요리를 발견한 것은 구석기 시대라고 합니다. 도토리 같은 쓴 맛의 열매를 기근기에 먹으려고 했던 구석기인들은 이것을 구워 먹기도 했지만 움푹 패인 바윗돌에 물과 함께 끓여서 먹기도 했습니다.

　요리사들은 구석기인들의 이러한 섭생법과 양생 음식을 국물 요리의 시초이자 수프 요리의 기원이라고 합니다.

　수프 요리는 고대 로마, 중세 유럽의 서민들이 먹던 국물 요리가 17세기경 프랑스에서 비로소 수프(Soup)라는 이름의 요리로 자리를 잡습니다.

　수프 요리는 각 문화권에서 독창적으로 발전했는데 예를

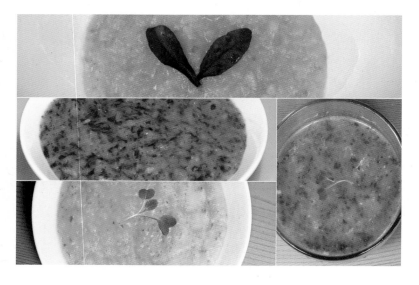

들면 스페인의 '가스파초', 러시아의 '보르시', 이탈리아의 '미네스트로네' 요리 등이 그것입니다.

　이들 요리의 공통점은 먹다 남은 야채 따위를 넣어서 손쉽게 조리하였다는 점, 식재료의 준비 비용이 저렴하다는 점, 조리법이 간단하다는 특징이 있습니다.

　수프 요리는 여러 가지 남은 재료를 물과 함께 간단하게 조리해서 만든 요리이므로 건강한 사람은 물론 병약한 사람들도 손쉽게 소화할 수 있을 뿐 아니라, 순 한국식 식재료로도 조리할 수 있습니다.

수프 요리의 종류

 수프 요리는 주로 액상 상태의 음식, 일반적으로 따뜻한 요리와 차가운 요리가 있습니다. 수프 요리의 재료는 기본적으로 육류, 야채, 물 또는 육수(일반적으로 닭 육수)를 혼합해 냄비에 끓여서 만들며 일반적으로 국물 형태입니다. 프랑스 요리에서의 수프는 두 가지 그룹으로 분류합니다.

1. 맑은 수프
 국물이 맑은 수프 요리에는 부용(Bouillon), 콩소메

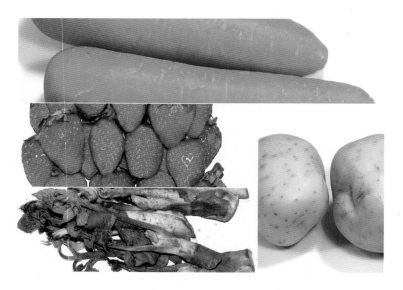

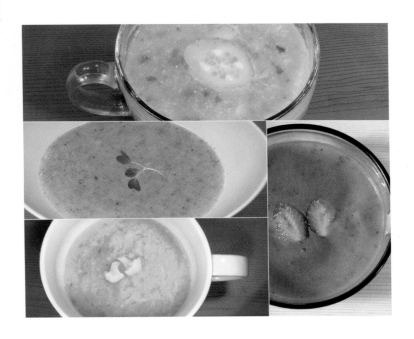

(Consomme)가 있습니다. 부용은 우리나라에서 흔히 보는 육수와 비슷한 요리인데 농축이 강한 것은 육수, 농축이 덜한 것은 부용입니다. 연한 육수 느낌에 풍미를 내기 위해 넣었던 건더기를 그릇에 담아낸 것이 부용입니다.

부용의 한 종류인 콩소메는 건더기 등의 불순물을 제거하고 달걀 흰자로 잡내를 제거한 맑은 국물 형태의 수프입니다. 부용과 콩소메의 건더기 재료는 육류와 갖은 야채를 사용할 수 있습니다. 조리법은 일반적인 육수를 만드는 것과 비슷하지만 맛을 내기 위해 다양한 허브의 향신료를 사용합니다.

2. 걸쭉한 수프

녹말, 곡류, 크림 등으로 농도를 조절한 수프 요리로서 국물이 걸쭉한 종류의 수프입니다. 녹말을 사용한 수프는 퓌레 종류의 수프이고 크림을 사용한 수프는 크림 수프 종류입니다.

국물을 걸쭉하게 만드는 재료로는 녹말, 밀가루, 크림, 계란, 쌀, 렌즈콩, 여러 가지 곡물을 사용할 수 있습니다. 야채로는 당근, 감자, 호박, 샐러리 등을 사용하고 각종 허브 향신료는 물론 입맛에 따라 생강, 마늘을 넣어서 조리합니다.

이 책에서는 주로 걸쭉한 수프인 녹말 수프와 크림 수프를 만드는 방법을 알려 줍니다.

맛있는 한국 자연산 식재료 수프 요리

　더 맛있고 영양소가 풍부한 자연식 수프를 조리하는 방법을 찾는 사람들이 많아지는 추세입니다. 사실 수프의 맛이나 영양소는 더도 말고 덜도 말고 메인 재료의 맛과 양에 따라 좌우됩니다.

　예를 들어 당귀 수프에 대해 알아 봅니다. 당귀 잎 자체가 맛이 좋은 향미 재료이므로 당귀를 재료로 한 수프 요리는 아무래도 맛이 좋을 수밖에 없습니다. 수프의 맛은 메인 재료의 맛에 좌지우지되므로 재료의 양 또한 중요합니다.

　당귀 잎 5g을 넣은 수프 1인분과 당귀 잎 30g을 넣은 수프 1인분은 과연 어느 쪽이 맛있을까요? 당귀 잎 자체가 맛이 있는 재료이므로 넣는 분량이 많은 수프가 더 맛있는 수프로 탄생합니다.

　다음은 한국산 식재료로 수프를 만들 때 지켜야 하는 기본 원칙입니다.

1. 원래 재료가 맛이 있는 재료

　메인 재료가 맛이 좋은 재료인 경우, 그 재료를 가득 넣을수록 더 수프의 맛이 좋아집니다. 당연하겠지만 메인 재료가 비쌀 경우 수프 재료비도 비싸집니다.

2. 원래부터 맛이 없는 재료

우리나라의 채소나 약초 중에는 맛이 쓰거나 맛이 없는 것들도 있습니다. 이런 식재료는 가득 넣을수록 더 맛없는 수프가 만들어집니다.

따라서 메인 재료가 맛이 없는 재료일 경우, 수프를 조리할 때 다른 종류의 맛있는 재료를 넣어서 맛을 보강할 방법을 찾아야 합니다. 예를 들어 샐러리 잎이면 충분히 맛을 보강할 수 있는 재료에 해당합니다.

나물 연구가 손현택의
한국식 수프 요리의 맛 연구

사과, 귤 종류
시큼한 맛의 재료는 수프 요리와 궁합이 잘 맞지 않습니다.

망고 종류
단맛 재료는 수프 요리와 궁합이 잘 맞지 않습니다.

두릅, 왕고들빼기, 곰취 종류
연하게 쌉싸래한 재료는 수프와 궁합이 잘 어울리고 한국인의 입맛에도 잘 맞습니다.

더덕, 도라지, 씀바귀, 파인애플 종류
매우 쓴맛 재료와 매우 신맛 재료들은 당근이나 감자로 쓴맛 또는 신맛을 줄일 수 있습니다.

오이, 콩나물, 영양부추 종류
상큼한 맛의 재료는 수프와 궁합이 최적으로 잘 어울립니다.

방풍나물 종류
무던한 맛의 재료는 수프와 궁합이 안 맞거나 보통입니다.

수프 요리 맛의 포인트

샐러리 줄기 1개

수프의 맛과 향미를 부드럽고 생생하게 합니다. 어떤 수프 요리에서건 샐러리 줄기 1개를 다져서 마늘과 양파와 같이 버터로 볶으세요. 수프의 맛이 섬세해집니다.

전분 가루

전분 가루는 옥수수 가루, 감자 가루, 고구마 가루가 있습니다. 가격이 비싸더라도 99% 감자 가루로 된 전분을 권장합니다.

프림 수프

전분 가루는 수프 요리에서 휘핑크림과 함께 프림 수프의 향미를 만들어 줍니다. 만일 프림 수프가 싫다면 전분 가루를 넣지 않아도 됩니다.

넣는 분량은 대중없습니다. 전분 10~20g을 물에 희석한 후 조금씩 넣어가면서 원하는 농도가 나올 때까지 넣어 주세요.

휘핑크림

수프 요리에서 크림 수프 향미를 내게 하는 용도입니다. 넣는 분량은 대중 없습니다.

먼저 반 컵을 준비한 후 조금씩 넣어가면서 원하는 향미가 나오도록 넣어 주되 적게 넣으면 칼로리 면에서 유리하고, 많이 넣으면 향미 면에서 유리합니다.

소금간과 후추
소금 간은 살짝 짠맛이 나지 않도록 간을 맞추어 주세요. 과하게 넣지 마세요. 수프를 섭취할 때 후추를 뿌리면 짠맛이 보강되기 때문입니다.

수프 요리의 기원과 발달

1. 수프 요리의 기원

수프 요리의 기원은 정확하지 않으나 기원전 2만 년 전후로 보입니다. 이 당시의 구석기인은 날것으로 먹을 수 없는 식물 열매 따위를 먹을 때 굽거나 끓여서 먹었습니다.

식물을 끓여 먹을 때는 냄비처럼 움푹 들어간 암석을 사용했는데 이런 암석들이 발견되는 것으로 보아 이것을 수프 요리의 기원으로 보고 있습니다.

2. 수프의 상업적 등장

중세 시대의 수프는 집안에 남아 있는 시든 야채와 먹다 남은 빵 쪼가리(빵가루) 등을 넣어서 만든 국물 요리로 알려지다가 16세기경 프랑스에서 상업적인 제품이 등장합니다.

프랑스의 노점상들은 각종 육류와 야채를 고아서 만든 농축 수프를 휴대 음식 비슷하게 만든 뒤 피로 회복에 좋은 음식으로 홍보하면서 판매했습니다. 이 수프는 휴대가 가능했고 가정에서 농축을 풀어 요리했습니다.

이 후 수프 요리는 18세기 중엽 수프를 전문으로 하는 레스토랑이 프랑스에서 등장하면서 레스토랑에서 흔히 먹는 요리로 알려집니다.

3. 현재의 수프 요리

수프 요리는 섭취 목적이 아닌 식습관의 하나로서 소비됩니다. 특히 레스토랑 요리에서는 에티켓의 하나로 취급되어 메인 요리를 먹기 전 먹는 가장 기본적인 요리입니다.

현재의 수프 요리는 쉽게 소화가 되고 영양소를 완전히 흡수할 수 있다는 점에서 건강식의 하나로 인식되어 가정에서도 즐겨 먹는 음식이 되었습니다.

Part 1

과일 수프

파파야 수프

귤/오렌지 수프

딸기 수프 & 냉딸기 수프

바나나 수프

포도 냉수프

파인애플 수프

토마토 수프

사과 수프

냉참외(냉멜론) 수프

망고 수프

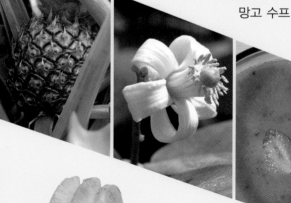

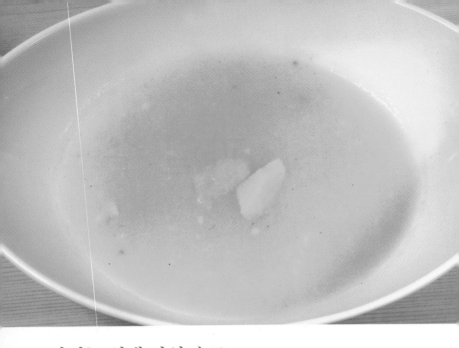

맛있는 열대 과일 수프
파파야 수프

파파야과 상록소교목 *Carica papaya* 2m

    멕시코 남부 원산의 파파야는 부드러운 육질의 열매가 열리는 식용 나무이다. 열매를 먹어 본 콜럼버스는 크림처럼 부드러운 과실 파파야를 '천사의 과일' 이라고 극찬했다.

    줄기는 높이 2m로 자라고 잎은 손가락 모양으로 갈라진다.

    꽃은 원줄기 상단에서 잎자루 아래쪽에 달린다. 꽃은 황록

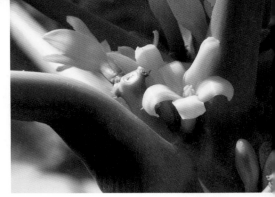

색이고 굴나무 꽃과
비슷하다.

열매는 초록색에서
노란색으로 성숙하고
열매 안에는 검정색
알갱이 같은 씨앗이
들어 있다.

파파야 꽃

파파야의 효능

파파야의 과실은 물 88%, 탄수화물 11%를 함유하고 있고
지방과 단백질은 거의 없다. 과실 100g당 칼로리는 43kcal
이다. 열매에는 일일 필요량의 75%에 해당하는 비타민 C가
함유되어 있다.

파파야의 껍질과 펄프에는 카로티노이드와 폴리페놀이 함
유되어 있다. 시력에 좋은 카로티노이드 성분은 당근 등에도
함유되어 있지만 섭취 시 70% 이상 소실되므로 열매 자체의
영양가는 낮은 편이다.

파파야의 씨앗에는 프루나신
(Prunasin)이 함유되어 있다.

파파야 열매의 흰색 액체
는 여드름 치료 목적의 파파
야 비누를 만든다.

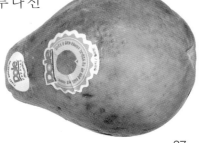

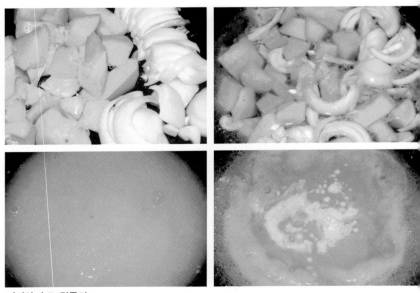
파파야 수프 만들기

　민간에서는 파파야의 잎을 우려낸 차를 말라리아 치료제로
사용한 기록이 있지만 과학적으로 증명된 효능은 아니다.

식용 방법

　파파야의 미성숙 녹색 열매는 채소로, 노란색 열매는 과실
로 식용한다. 녹색 열매에 함유된 단백질 분해 효소 '파파인'
은 육류 요리에서 연화 작용을 한다. 성숙한 열매는 날것으로
식용하거나 건과실로 식용한다.

　열매는 각종 요리에 넣어 쪄서 먹기도 하지만 일반적으로

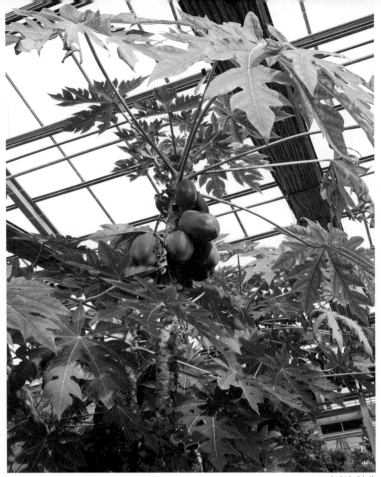

파파야 열매

파파야 수프를 만들어 섭취한다. 파파야의 싱싱한 과실과 우유를 섞어 만든 주스는 인기 만점이다.

파파야 수프의 맛

파파야 수프는 은은하게 담백하고 은은하게 달콤하다. 후추를 뿌린 뒤 섭취하면 상당히 맛있다.

레시피 포인트

취향에 따라 버터나 식용류에 볶지 않고 조리할 수 있다. 버터나 식용류로 볶지 않을 경우 수프의 향미는 조금 떨어지지만 칼로리 면에서 유리하다.

파파야 수프 재료(2~3인분)	
파파야 1개	250g
양파 작은 것 1개	100g
생강 1쪽	5g
전분	2~3작은술
물	1컵
버터 또는 카놀라유	2작은술
휘핑크림	1/2~1컵
소금	적량
후추	적량

파파야 죽 재료(2인분)	
파파야 1개	250g
양파 작은 것 1개	100g
생강 1쪽	5g
밥 1공기	220g
물	1컵
소금	적량
후추	적량
참기름	적량

파파야 수프 레시피

맛 ★★★★★
효능 ★★★

 1. 프라이팬에서 버터를 녹인 뒤 생강(마늘), 양파를 볶다가 파파야 과실을 넣고 볶되 갈색이 되지 않도록 살짝 볶는다. (죽으로 조리할 때는 버터로 볶지 않는다.)

 2. 냄비에 살짝 볶은 재료들과 물 1컵을 넣고 재료가 완전히 익을 때까지 끓인다.

 3. 앞의 재료와 국물을 한꺼번에 믹서나 핸드그라인더로 15초 이상 분쇄한다.
(죽으로 조리하려면 밥 1공기를 준비한다.)

 4. 갈아낸 재료들을 냄비에 넣고 끓인다. 물에 탄 전분과 휘핑크림을 넣으면서 수프의 농도를 원하는 농도로 만든다. 소금으로 살짝 간을 한다.
(죽으로 조리하려면 전분과 휘핑크림 대신 밥, 소금, 참기름을 넣고 조리한다.)

 5. 수프가 걸쭉할 경우 물을 보충한다. 끓여낸 수프를 그릇에 담아낸 뒤 파슬리 가루와 후추를 뿌린다.

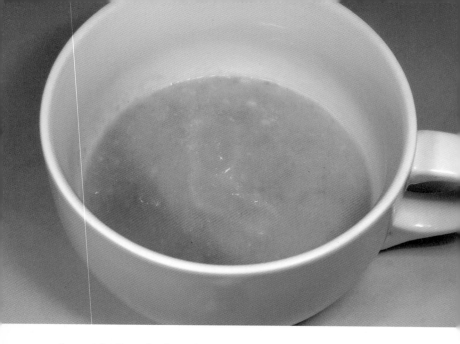

피로 회복, 변비, 항암에 좋은
귤 수프

운향과 상록활엽소교목 *Citrus unshiu* 3~5m

과실수로 유명한 귤나무는 일본 혹은 중국 원산의 온주밀감(Citrus unshiu)의 개량종이다. 감귤 혹은 밀감이라고 불린다.

상록성 소교목인 온주밀감은 높이 3~5m로 자라고 가지에 가시가 없는 것으로 다른 품종과 구별하지만 요즘 볼 수 있는 개량종 귤나무는 대부분 가지에 가시가 없으므로 구별이 애매해졌다.

과실수로 유명한 귤나무는 일본 혹은 중국 원산의 온주밀감(Citrus unshiu)의 개량종이다. 감귤 혹은 밀감이라고 불린다.

상록성 소교목인 온주밀감은 높이 3~5m로 자라고 가지에 가시가 없는 것으로 다른 품종과 구별하지만 요즘 볼 수 있는 개량종 귤나무는 대부분 가지에 가시가 없으므로 구별이 애매해졌다.

제주도에는 야생종 귤나무가 자생했던 것으로 보이며 온주밀감은 재배 목적으로 1911년에 제주도에 도입되었다. 온주밀감은 1978년 미국으로도 전래되어 캘리포니아와 루이지애나에서 흔히 기르는 작물이 되었다.

개량종 귤나무의 꽃은 6월에 흰색으로 피고 꽃받침조각과 꽃잎은 5개, 수술은 많고 암술은 1개이다. 열매는 녹색에서

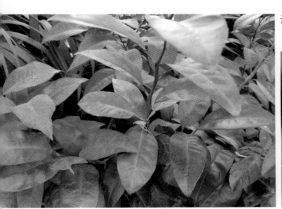

귤나무 잎

귤나무 꽃

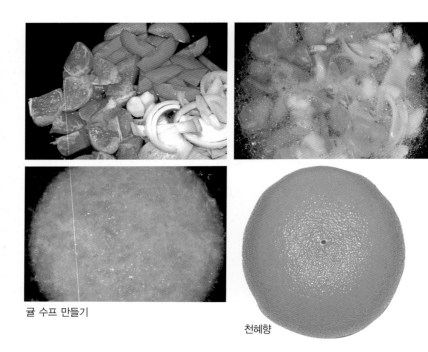

굴 수프 만들기

천혜향

황적색으로 성숙하고 지름은 5~8cm, 통상 10월에 결실을 맺는다. 국내의 경우 조생종·중생종·만생종 등 10여 품종을 재배중이다.

'한라봉'은 감귤의 한 품종으로 일본 농림수산성에서 개발한 품종이다. 국내에서 판매할 때 적합한 이름이 없어 꼭지 부분이 볼록하게 튀어나온 것이 한라산을 닮았다 하여 '한라봉'이란 이름을 붙였다.

천혜향(天惠香)은 제주도에서 새로 개발한 신품종 감귤로 기존의 귤에 비해 크기가 크고 과즙이 풍부해 맛있다.

귤의 효능

귤의 열매에서 약용 효능이 있는 부분은 과실, 겉껍질, 속껍질이다.

비타민 A, C, 구연산, 베타클립토키산틴이 함유된 열매는 당뇨, 항암, 항노화의 효능이 있다.

비타민 C는 면연력 증진, 피부미용, 항노화에 효능이 있고 구연산은 피로 회복에 좋다. 가벼운 복통과 요통에 귤을 섭취한다.

겉껍질과 속껍질은 변비, 식욕 부진, 식중독, 고혈압, 항암에 효능이 있다.

식용 방법

싱싱한 열매는 날것으로 섭취하고 귤의 껍질은 건조시킨

귤 수프 재료(2~3인분)	
귤 큰 것(천혜향)	1개
양파 작은 것 1개	100g
생강 또는 마늘 1쪽	5g
당근 반토막	100g
전분	10~20g
물	1컵
버터 또는 카놀라유	1큰술
휘핑크림	1/2~1컵
소금	적량
후추	적량

후 차로 우려 마신다.

껍질을 제거한 과실부를 주스로 갈아 마시거나 과자나 케이크, 수프에 사용한다. 열매 통째로 잼이나 효소를 담글 수 있다.

귤 수프의 맛

수프의 맛은 약간 달콤하고 약간 시큼하다. 귤의 시큼한 맛을 줄이고 색상이 변하지 않도록 감자나 양배추 대신 당근을 사용한다. 당근의 무던한 맛이 귤의 시큼한 맛을 덜어낼 뿐 아니라 수프의 영양 성분을 배가시킨다.

레시피 포인트

취향에 따라 버터나 식용류에 볶지 않고 조리해도 무방하지만 수프의 향미는 조금 떨어진다.

귤 수프 레시피

맛 ★★★★★
효능 ★★★★

 1. 프라이팬에서 버터를 녹인 뒤 생강(마늘), 양파, 당근, 귤의 과실을 볶되 갈색이 되지 않도록 살짝 볶는다.

 2. 냄비에 살짝 볶은 재료들과 물 1컵을 넣고 재료가 완전히 익을 때까지 끓인다.

 3. 앞의 재료와 국물을 한꺼번에 믹서나 핸드그라인더로 30초 이상 분쇄한다.

 4. 갈아낸 재료들을 냄비에 넣고 끓인다. 물에 탄 전분과 휘핑크림을 넣으면서 수프의 농도를 원하는 농도로 만들어 준다. 소금으로 살짝 간을 한다. 걸쭉할 경우 물을 보충한다.

 5. 끓여낸 수프를 그릇에 담아낸 뒤 파슬리 가루와 후추를 뿌린다.

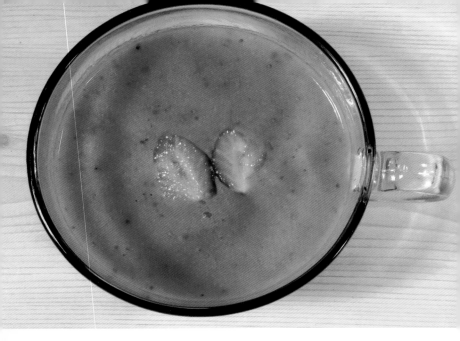

항암, 노화 예방에 좋은
딸기 수프 & 냉딸기 수프

장미과 여러해살이풀 *Fragaria x ananassa* 30m

 딸기의 조상은 남미 칠레에서 자생하는 야생딸기에 대한 연구에서 시작되었다. 프랑스 왕의 명령으로 남미에 파견된 식물학자 '아메데 프랑수아 프레지에(Amedee-Francois Frezier)'는 칠레의 해변가에서 자생하는 야생딸기에 관심을 갖고 연구를 하다가 종자를 프랑스로 가져왔다.

 칠레의 해변가에서 자생하는 야생딸기는 유럽산 산딸기에

비해 열매의 크기가 컸기 때문에 아무래도 관심 대상이었던 것으로 보인다.

하지만 아메데 프랑수아 프레지에가 가져온 종자를 프랑스에서 심어 보았지만 열매를 맺지 않았다.

그러자 식물 연구가들이 칠레산 야생딸기와 유럽산 야생딸기를 교배하였는데 이 때까지만 해도 딸기의 열매는 사람이 섭취하지 않았다.

18세기 말 프랑스 브르타뉴 반도에서 재배되기 시작한 딸기는 19세기 초 영국에서 몇 번의 교배 과정을 거친 끝에 지금처럼 큰 열매가 열리는 딸기 품종이 만들어졌는데 이것을

딸기밭

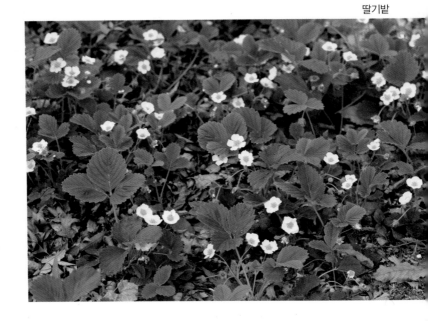

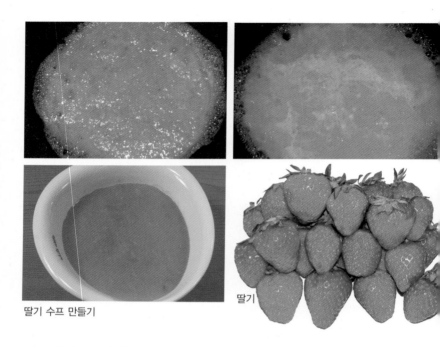

딸기 수프 만들기

딸기

말하자면 '양딸기'의 기원으로 보고 있다.

양딸기는 19세기 말에 극동으로 전래되었는데 이 때만 해도 관상용 식물로만 알려져 있었다.

우리나라에는 1920년대에 전래된 후 1943년에 처음 양딸기의 재배를 시작하였다. 현재 국내의 딸기는 우리나라에서 교배한 '설향' 품종이 인기 있고 과거의 인기 품종인 '육보' 품종은 일본에서 만든 품종이다. 우리나라의 딸기는 당도가 높기 때문에 딸기 품종 중에서도 세계적으로 인기 있는 품종이다.

딸기의 효능

딸기 100g은 35kcal의 열량을 가지고 있다. 주성분으로는 탄수화물 8.3g, 칼슘 17㎎, 인 28㎎, 나트륨 1㎎, 비타민 A, B1, B2, C를 함유하고 있다.

딸기의 효능은 시력, 기억력 증진, 치매 예방, 노화 방지에 좋고 식도암, 자궁암, 대장암 등의 항암에도 좋은 성분이 함유되어 있다.

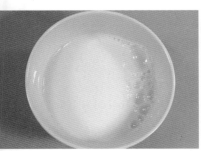
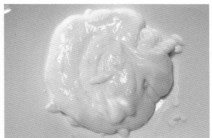

식용 방법

싱싱한 딸기는 날것으로 섭취할 수 있다. 싱싱한 딸기는 주스, 샐

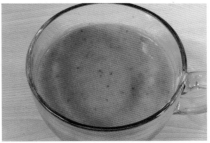

딸기 냉수프 조리 예제

러드로 만들어 먹는데 요구르트와 궁합이 잘 맞는다. 수프로

딸기 수프 재료(2~3인분)	
딸기 20알	200g
양파 작은 것 1개	100g
마늘 1쪽	5g
전분	10~20g
물	1컵
휘핑크림	1/2컵
소금	적량
후추	적량

딸기 냉수프 재료(2인분)	
딸기 20알	200g
요구르트 1개	120ml
물	1/2컵
휘핑크림	1/2컵

조리할 경우 뜨거운 수프보다는 요구르트를 넣어 만든 냉수
프가 맛있다.

과자, 제빵, 케이크를 만들 때 딸기를 넣어 만든다. 각종 샐
러드 요리를 데코레이션할 때도 좋다.

딸기 냉수프의 맛

맛은 시큼하고 달달하다. 뜨거운 딸기 수프보다는 딸기 냉
수프가 더 맛나다.

뜨거운 딸기 수프의 맛

시큼하고 달달하다. 뜨거운 딸기 수프는 한국인의 입맛에

맞지 않을 수 있다.

레시피 포인트

뜨거운 수프를 만들 때 취향에 따라 버터나 식용류에 볶지 않고 조리해도 무방하지만 향미는 조금 떨어진다.

딸기는 당도가 높기 때문에 냉수프를 만들 때 굳이 설탕을 준비하지 않아도 된다.

딸기 수프/냉수프 레시피

딸기 냉수프의 맛 ★★★★★
딸기 수프의 맛 ★★★

---

 1. 뜨거운 딸기 수프를 조리하려면 프라이팬에서 버터를 녹인 뒤 마늘, 양파를 볶되 갈색이 되지 않도록 살짝 볶는다.

 2. 냄비에 살짝 볶은 재료들과 물 1컵을 넣고 재료가 완전히 익을 때까지 끓인다. 싱싱한 딸기 12알을 믹서로 곱게 분쇄한다.

 3. 앞에서 끓인 양파, 마늘을 한꺼번에 믹서나 핸드그라인더로 15초 이상 분쇄한다.

 4. 갈아낸 재료와 딸기 간 것을 냄비에 넣고 끓이면서 물에 탄 전분과 휘핑크림을 넣어 수프의 농도를 원하는 농도로 만들어 준다. 소금으로 살짝 간을 한다. 걸쭉할 경우 물을 보충한다. (냉수프는 위의 과정 없이 딸기, 요구르트, 휘핑크림, 물을 넣고 믹서로 간다.)

 5. 끓여낸 수프를 그릇에 담아낸 뒤 파슬리 가루와 후추를 뿌린다. (냉수프는 위의 과정 없이 믹서로 간 것을 그릇에 내온다.)

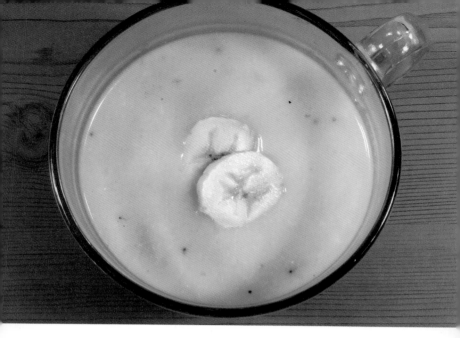

포만감을 주는
바나나 수프

파초과 여러해살이풀 *Musa acuminata* 3〜10m

바나나는 열대 아시아인 인도, 말레이시아, 인도네시아 등이 원산지이다. 바나나를 작물로서 최초로 재배한 지역은 기원전 5,000〜8,000년경 파푸아뉴기니와 동남아시아 지역으로 추정되며 현재는 말레이시아, 인도네시아, 인도, 중국, 필리핀, 브라질, 중앙아프리카 등지에서 대규모로 재배한다.

국내에서는 필리핀 바나나가 유명하지만 바나나의 상업적

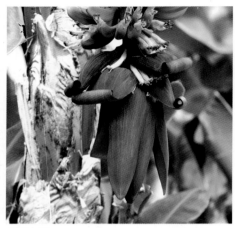
바나나 꽃

경작지는 인도와 중국에 발달해 있다.

열대 지역에서의 바나나는 높이 3~10미터로 자라지만 국내에서는 제주도에서 1m 내외로 자란다. 제주도에서 재배하는 바나나는 키가 작다고 하여 흔히 몽키바나나라고 부른다.

바나나는 흔히들 열매의 껍데기가 노란색이라고 알려져 있지만 품종에 따라 주홍 바나나 (Musa coccinea), 분홍색 바나나(Musa velutina) 등이 있다.

바나나의 원줄기는 나무처럼 보이지만 실은 잎집 모양의 헛줄기이고 여기에 긴 잎자루의 큰 잎이 달린다. 국내에서는 천남성과 식물들이 바나나의 줄기와 같은 구조이다. 잎은 잎자루 포함 2.7m까지 자란다.

꽃은 잎의 성장이 멈출 때 미성숙 상태로 개화하고 꽃이 진 후에는 한 단에 최대 20개의 바

바나나

나나 열매가 열린다.

'바나나'라는 이름은 서아프리카 원주민들이 사용한 단어인데 이것이 영어, 포르투갈, 스페인어권을 통해 전 세계에 전래되었다.

서아프리카의 바나나는 9세기 전후 이슬람 문명을 통해서 알려진 듯 하며 16세기경에는 서아프리카산 바나나가 포르투갈 선원에 의해 신대륙에 전래되었다.

미국인들이 바나

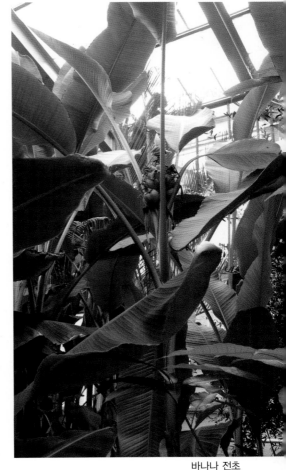

바나나 전초

나를 과일로 먹기 시작한 것은 1880년대이다.

바나나의 효능

바나나 열매의 100g당 영양 성분은 열량 88kcal, 지방

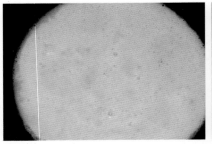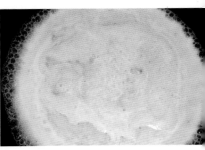

바나나 수프 조리

0.3g, 콜레스테롤 0mg, 칼륨 358mg, 탄수화물 23g, 식이
섬유 2.6g, 당류 12g, 단백질 1.1g, 비타민 A, B6, C, D, 칼
슘, 철분, 마그네슘이 함유되어 있다. 다른 열매에 비해 포만
감이 높기 때문에 식사 대용으로 먹기도 한다. 건바나나 열매
혹은 바나나 분말에는 1,491mg의 칼륨이 들어 있으므로 갑
상선항진증에 효능이 있다.

바나나 수프 재료(2~3인분)	
바나나	2개
양파 작은 것 1개	100g
샐러기 줄기	1개
생강 1쪽	5g
전분	10~20g
물	1컵
버터 또는 카놀라유	2작은술
휘핑크림	1/2~1컵
소금	적량
후추	적량

식용 방법

싱싱한 바나나 열매는 날것으로 섭취한다. 지역에 따라 튀기거나 구워 먹기도 하고 찜으로 먹기도 한다. 동남아시아에서는 바나나 팬케이크와 바나나 튀김이 별미 음식으로 인기 만점이다. 또한 수프, 스튜, 카레 요리에도 넣거나 디저트로도 섭취한다.

바나나 수프의 맛

바나나 과육의 대표 성분은 전분과 비슷하다. 바나나 향은 바나나 오일이라고 불리는 Isoamyl acetate 성분이 몇 가지 성분과 결합해서 만든 향이다. 이 향은 싱싱한 열매를 섭취할 때는 부담감이 없지만 수프로 조리할 때는 한국인의 입맛에 맞지 않을 수 있다.

레시피 포인트

취향에 따라 버터나 식용류에 볶지 않고 조리해도 무방하지만 수프의 향미는 조금 떨어진다.

바나나 수프 레시피

맛 ★★★
효능 ★★

 1. 프라이팬에서 버터를 녹인 뒤 생강(또는 마늘)과 양파, 다진 샐러리를 볶되 갈색이 되지 않도록 살짝 볶는다.

 2. 냄비에 살짝 볶은 재료들과 물 1컵을 넣고 재료가 완전히 익을 때까지 끓인다.

 3. 앞의 재료와 국물을 한꺼번에 믹서나 핸드그라인더로 15초 이상 분쇄한다. 아울러 바나나 열매 2개를 분쇄한다.

 4. 갈아낸 재료들을 냄비에 넣고 끓인다. 물에 탄 전분과 휘핑크림을 넣으면서 수프의 농도를 원하는 농도로 만들어 준다. 소금으로 살짝 간을 한다. 걸쭉할 경우 물을 보충한다.

 5. 끓여낸 수프를 그릇에 담아낸 뒤 파슬리 가루와 후추를 뿌린다.

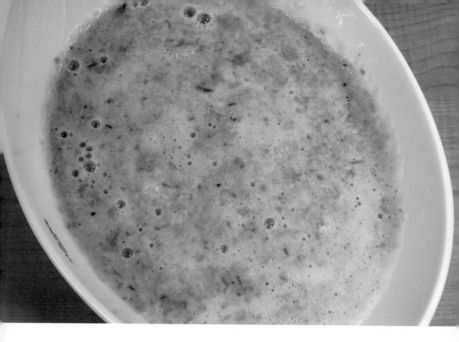

시력, 노화 예방에 좋은
포도 냉수프

포도과 낙엽활엽덩굴식물 *Vitis vinifera* 3~35m

포도나무는 개량종을 포함해 대략 10,000여 품종이 있고
주로 지구 북반구에서 재배한다. 일반적으로 싱싱한 상태의
열매를 과일로 섭취할 목적으로 재배하지만 포도 경작지의
대부분은 와인 생산을 위한 시설들이다.

포도의 역사를 알려면 유럽종 포도인 Vitis vinifera에 대
해 알아야 한다. 유럽종 포도는 지중해에서 중유럽 및 서남

아시아, 북아프리카 등지에 분포한다. 재배종 품종의 경우 길이 3m 내외로 자라지만 야생종의 경우 덩굴 길이가 35m까지 자라는 품종도 있다. 우리나라의 머루는 야생포도의 한 종류이다.

포도나무는 공통적으로 잎의 모양이 손바닥 모양이고 열매는 짙은 보라색에서 검은색으로 성숙한다.

포도를 인간이 재배하기 시작한 것은 기원전 3,500~3,000년경으로 추정되지만 조지아의 가다칠리 고라(Gadachrili Gora)의 가정집 유적지에서 발견된 포도 유물과 이란에서 발견된 7,000년 된 와인 단지의 존재로 보아 최소한 신석기 시대부터 포도를 재배한 것으로 보고 있다.

포도와 포도주에 대한 최초의 역사적 기록은 기원전 3,000년경의 고대 수메르어 이야기인 '길가메쉬 서사시'에서 등장한다.

포도 열매

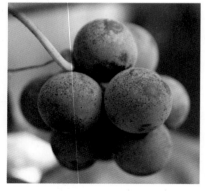

이를 근거로 할 때 고대 이집트 제사장들은 와인의 존재를 알았을 뿐 아니라 와인을 제사 행사에서 사용했던 것으로 보고 있다.

기원전 750년경 활동했던 그리스의 시인이자 철

학자인 Hesiod의 작품에는 포도의 수확과 와인의 제조 방법을 설명한 시가 있으므로 이미 이 무렵의 포도는 상업적으로 경작된 것을 알 수 있다.

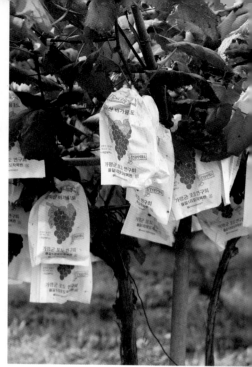
포도 농장

고대 그리스와 로마에서 인기 있었던 포도 농장은 중세로 넘어오면서 수도원을 통해 명맥을 유지하면서 바야흐로 '교회가 재배하는 과실'이 되었다.

포도 농장은 기독교와 이슬람의 전쟁으로 잠시 감소하다가 르네상스 시절에 다시 부활한 뒤 유럽의 식민지 개척 시대인 17세기경 신대륙에 보급되었다.

극동아시아의 경우 2세기경 한나라가 중앙아시아의 고대 왕국인 대원(大宛)에서 포도를 수입해 와인을 제조한 기록이 있다.

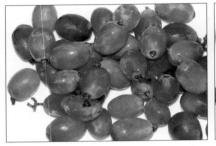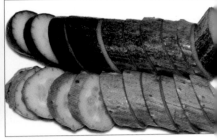

포도 냉수프 재료

포도의 효능

포도 100g당 열량은 66kcal, 지방 0.4g, 나트륨 2mg, 칼륨 191mg, 탄수화물 15g, 식이섬유 0.9g, 당류 16g, 단백질 0.6g, 비타민 A, C, 비타민 B6, 마그네슘 5mg을 함유한다.

영양적 가치는 크게 없지만 일반적으로 시력, 항암, 혈액순환, 치매 예방, 피부 미용에 효능이 있다.

식용 방법

포도는 신선한 열매를 섭취하거나 포도주 또는 주스를 만들기 위해 재배하고 건포도를 만들기 위해 건조한다. 이 중 유럽계 포도인 Vitis vinifera 품종은 전 세계에서 생산되는 대부분의 와인 품종의 모태에 해당한다.

포도 냉수프의 맛

포도 냉수프의 맛은 약간 달콤하고 약간 시큼하다. 소량의

포도 냉수프 재료(2~3인분)	
씨 없는 포도	100g
오이	1개
요구르트	120ml
물	1컵
휘핑크림	1/2~1컵
설탕	적량

포도 냉수프 재료(서양식)	
씨 없는 포도	100g
계피(향신료)	1/2스틱
블랙후추(향신료)	10알
정향(향신료)	2개
잘게 썬 레몬 껍질	2줄
잘게 썬 오렌지 껍질	2줄
젤라틴	1/2작은술
화이트포도 주스	1컵
화이트 와인	1컵
설탕	적량

설탕 혹은 소금을 넣어 맛을 중화시킨다.

레시피 포인트

위쪽은 우리나라식의 간이 냉수프, 아래쪽은 정통 서양식 냉수프 재료이다.

포도 냉수프 레시피

맛 ★★★
효능 ★★★

 1. 오이 1개를 깨끗이 세척한 뒤 토막을 낸다.

 2. 씨 없는 포도 40알을 깨끗이 세척한다.

 3. 앞의 재료에 요구르트를 넣고 믹서나 핸드그라인더로 30초 이상 분쇄한다.

 4. 그릇에 담아낸 뒤 내온다.

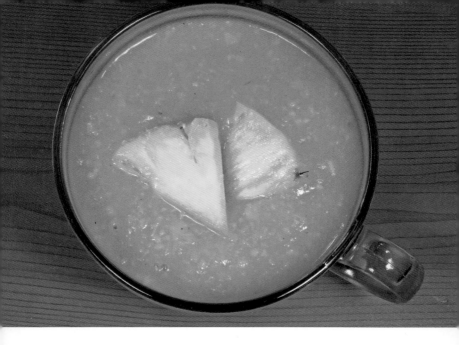

노화 예방, 피부 미용에 좋은
파인애플 수프

파인애플과 상록여러해살이풀 *Ananas comosus* 0.5~1.5m

브라질 원산의 파인애플은 열매의 모양이 솔방울을 닮았다 하여 'Pineapple' 또는 'Pine cone'이라고 불린다. 파인애플이 솔방울 모양이라는 용어가 처음 사용된 것은 남미 열대 지방에서 이 열매를 발견한 탐험대에 의해서인데 대략 1664 년경으로 보인다.

우리나라의 식물원에서는 아나나스(Ananas)라는 식물이

많은데 대부분 파인애플속 식물들이다. Ananas는 브라질 강변에서 살던 투피족 언어인 Nanas에서 유래된 말로 '훌륭한 과일'이란 뜻이다. 이 학명은 1555년 프랑스의 식물학자 Andre' Thevet에 의해 붙혀졌다.

파인애플은 밑둥에서 로제트형으로 잎이 올라온 뒤 원줄기가 자라면서 통상 5~10개월 뒤 200여 개의 자잘한 꽃들이 개화를 한다. 개화를 한 6개월 뒤에는 꽃이 사라지고 자잘한 과실들이 원통형으로 군집을 이루는데 이것이 파인애플이라는 열매이다.

원줄기는 높이 2m 내외까지 자라고 열매의 무게는 2~4kg, 녹색에서 황갈색으로 성숙한다. 잎의 길이는

파인애플 원줄기 위에 달리는 열매

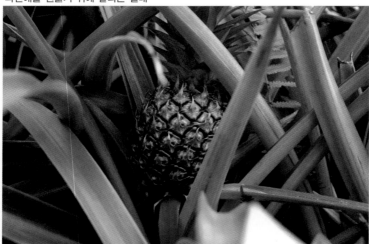

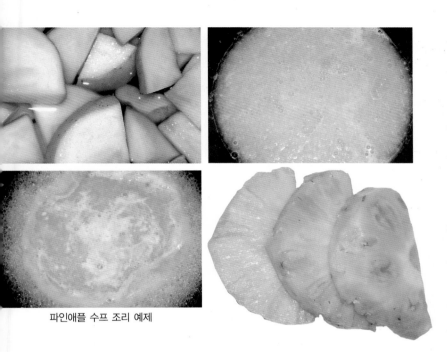

파인애플 수프 조리 예제

0.3~1m로 자라고 가장자리에 가시가 있다. 파인애플은 Cam 광합성 식물이므로 실내의 공기정화 식물로도 인기 만점이다.

파인애플의 효능

파인애플 100g당 칼로리는 50kcal, 탄수화물 13g, 당분 9.85g, 식이섬유 1.4g, 지방 0.12g, 단백질 0.5g, 비타민 B1 0.079mg, B2 0.032mg, B3 0.5mg, B5 0.213mg, B6 0.1mg, 비타민 C 47.8mg, 칼슘 13mg, 철 0.29mg, 마그네

슘 12mg, 망간 0.9mg, 인 8mg, 칼륨 109mg, 나트륨 1mg, 수분 86%를 함유하고 있다. 주로 망간과 비타민 C를 많이 함유하고 있는데 파인애플 몇 조각이면 망간과 비타민 C의 하루 섭취량 50%를 섭취할 수 있다.

영양학적인 면에서는 피부 미용, 노화 예방에 효능이 있다.

식용 방법

파인애플은 싱싱한 상태로 섭취하거나 피자 토핑, 과일 샐러드, 디저트, 요구르트, 잼, 과자, 아이스크림, 음료수로 섭취한다. 햄버거의 튀김으로도 사용한다. 파인애플 음료수 중 대표적인 브랜드는 '피나콜라다' 이다.

파인애플에서 브로멜린(Bromelin)이란 단백질 분해 효소가 함유되어 있는데 열매보다는 줄기에 많이 함유되어 있다. 브로멜린은 고기를 연화하는 작용을 하기 때문에 육류를 잴 때 파인애플 즙을 넣으면 육류의 맛이 좋아지지만 이 성분이 인체에 미치는 영향에 대해서는 명확한 규명이 없으므로 임산부나 알레르기 환자는 섭취를 피한다.

파인애플 수프의 맛

파인애플 수프는 대체적으로 매우 시큼한 맛을 가지고 있으므로 시큼한 맛을 덜어내는 것이 중요하다.

여기서는 시큼한 맛을 중화시키기 위해 감자(또는 당근)를

파인애플 수프 재료(2~3인분)	
파인애플	3조각
감자(당근) 1/2개	100g
양파 작은 것 1개	100g
샐러리 줄기	1줄
생강 또는 마늘 1쪽	5g
물	1컵
버터 또는 카놀라유	1큰술
휘핑크림	1/2~1컵
소금	적량
후추	적량

파인애플 죽 재료(2~3인분)	
파인애플	3조각
감자(당근) 1/2개	100g
양파 작은 것 1개	100g
마늘 1쪽	5g
밥 1공기	220g
물	1컵
소금	적량
후추	적량
참기름	적량

넣기를 추천한다. 감자나 당근 대신 양배추를 사용하면 시큼한 맛이 상쇄되지 않는다.

이 레시피에서는 2~3인분 기준으로 감자(또는 당근)를 100g 넣었지만 시큼한 맛을 더 중화시키려면 200g 분량을 넣는다.

레시피 포인트

취향에 따라 버터나 식용류에 재료를 볶지 않고 조리해도 무방하지만 수프의 향미는 조금 떨어진다. 샐러리는 잎이 없는 줄기를 준비하고 다져 놓는다.

파인애플 수프 레시피

맛 ★★★★
효능 ★★★

 1. 프라이팬에서 버터를 녹인 뒤 생강(마늘), 양파, 다진 샐러리를 볶다가 감자, 파인애플 순서로 볶되 갈색이 되지 않도록 살짝 볶는다. (죽으로 조리할 때는 버터로 볶지 않는다.)

 2. 냄비에 볶은 재료들과 물 1컵을 넣고 재료가 완전히 익을 때까지 끓인다.

 3. 앞의 재료와 국물을 한꺼번에 믹서나 핸드그라인더로 30초 이상 분쇄한다.
(죽으로 조리하려면 밥 1공기를 준비한다.)

 4. 갈아낸 재료들을 냄비에 넣고 끓인다. 휘핑크림을 넣으면서 수프의 농도를 원하는 농도로 만들어 준다. 소금으로 살짝 간을 한다. 걸쭉할 경우 물을 보충한다.
(죽으로 조리하려면 휘핑크림 대신 밥, 소금, 참기름을 넣고 조리한다.)

 5. 끓여낸 수프를 그릇에 담아낸 뒤 파슬리 가루와 후추를 뿌린다.

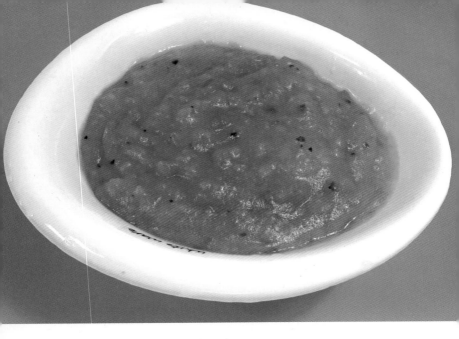

항암, 시력에 좋은
토마토 수프

가지과 한해살이풀 *Lycopersicon esculentum* 1m

멕시코 남부에서 기원전 500년경부터 재배한 것으로 보이는 토마토는 최소한 메소아메리카 시대 때부터 재배를 해 왔을 것이라고 추정된다.

토마토는 마야 문명과 아즈텍 문명으로 이어져 오면서 이들 멕시코 원주민들의 소중한 작물이었다.

스페인의 식민지 개척 시대인 16세기 초 지금의 멕시코 지역에 위치한 아즈텍 도시를 점령한 스페인 정복대는 토마토를 발견한 뒤 이를 유럽으로 전래하였는데 이 때 가져간 토마토는 지금처럼 빨간색이 아닌 노란색이었다.

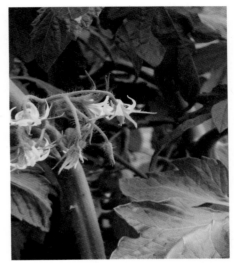

토마토 꽃

스페인에 전래된 토마토는 16세기 중엽 이탈리아에서 출연하였는데 이 때 이미 노란색 품종과 빨간색 품종이 있었다. 16세기 말, 스페인은 자국의 식민지인 필리핀에 토마토를 보급하였다. 필리핀의 토마토는 동남아시아와 중국 남만으로 전파된 후 우리나라에는 17세기 초에 들어왔다.

열대 지방과 달리 우리나라에서는 한해살이풀로 취급하는 토마토는 높이 1m 이상 자란다. 가지 잎과 비슷한 토마토의 잎은 어긋나기하고 우상복엽으로서 작은잎은 9~19장이고 잎의 가장자리에는 톱니가 있다. 꽃은 마디 사이에서 황색으로 핀다.

열매는 품종에 따라 방울 토마토가 열리거나 큰 토마토가 열리고 녹색이었다가 빨간색으로 성숙한다.

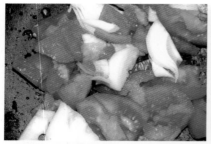
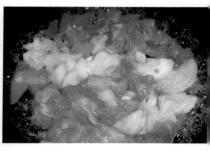

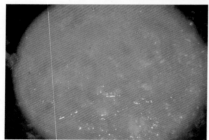

토마토 수프 조리 예제

토마토의 효능

토마토 100g당 열량은 18kcal, 탄수화물 3.9g, 당분 2.6g, 식이섬유 1.2g, 지방 0.2g, 단백질 0.9g, 비타민 A, B, B1, B3, C, E, K, 마그네슘, 망간, 인, 칼륨, 리코펜, 사과산, 구연산, 루테인, 수분 94.5g을 함유하고 있다.

토마토

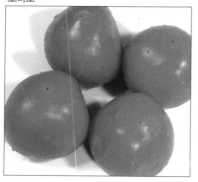

토마토의 리코펜과 루테인 성분은 항암, 심혈관 질환, 노화 예방, 시력 보호에 좋다고 연구되었지만 과학적으로 확실하지 않으므로 토마토를 이용한 건강 보조제에 표기할 수는 없다.

토마토 수프 재료(2~3인분)	
토마토	1개
양파 중간 것 1개	150g
마늘 2쪽	10g
다진 바질	2큰술
육수	1~2컵
전분	10~20g
버터 또는 올리브유	1큰술
휘핑크림	1/2~1컵
소금	적량
설탕	적량
후추	적량
샐러리 줄기 1줄	옵션

토마토 죽 재료(2인분)	
토마토	1개
양배추 1~3장	50g
양파 작은 것 1개	100g
청양고추	2개
마늘 2쪽	10g
밥 1공기	220g
칠리 가루(고춧가루)	적량
물	1~2컵
소금	적량
후추	적량
참기름	적량

한방에서는 토마토를 위장, 식욕 부진의 약으로 사용하고 민간에서는 남자의 전립선에 좋으며, 다이어트 음식으로 소비한다.

식용 방법

싱싱한 열매는 날것으로 식용한다. 토마토 케첩, 수프, 주스를 만든다.

서양에서는 파스타 소스로 많이 소비하고 스튜 요리에 즐겨 넣는다. 또한 햄버거, 토스트, 오믈렛, 샐러드의 재료로 사용한다.

토마토 수프의 맛

토마토 수프의 맛은 토마토 스튜와 비슷한 맛이 난다. 후추를 뿌린 뒤 섭취하면 먹을 만하다.

레시피 포인트

기본적으로 물 대신 닭 육수 같은 육수를 사용한다. 다진 바질이 없을 경우 설탕을 대신 사용한다. 때에 따라 토마토 주스나 물을 조금 넣어서 향미를 맞출 수 있다. 전분을 사용하지 않아도 되지만 한국식 수프를 만들려면 아무래도 전분가루가 필요하다.

팁박스

토마토 저장법

토마토의 줄기를 아래쪽으로 하고 저장하면 썩는 것을 방지하고 조금 더 오래 저장할 수 있다.

토마토 수프 레시피

맛 ★★★★
효능 ★★★

 1. 프라이팬에 버터를 녹인 뒤 마늘과 양파를 볶다가 토마토를 넣고 타지 않게 살짝 볶는다. (죽을 만들 때는 재료를 볶지 않는다.)

 2. 살짝 볶은 것에 물과 바질을 넣고 재료가 완전히 익을 때까지 끓인다.

 3. 앞에서 데친 재료를 한꺼번에 믹서나 핸드그라인더로 1분 이상 분쇄한다.
(죽으로 조리하려면 밥 1공기를 준비한다.)

 4. 갈아낸 재료 전부를 냄비에 넣은 뒤 끓인다. 물에 탄 전분과 휘핑크림을 넣으면서 원하는 농도로 만든 뒤, 설탕과 소금으로 살짝 간을 한다. (죽으로 조리할 때는 전분과 휘핑크림 대신 밥과 참기름을 넣은 뒤 끓인다.)

 5. 수프가 걸쭉하면 물 또는 토마토 주스를 보충하면서 농도를 조절한다. 끓여낸 수프를 그릇에 담아낸 후 파슬리 가루와 후추를 뿌린다.

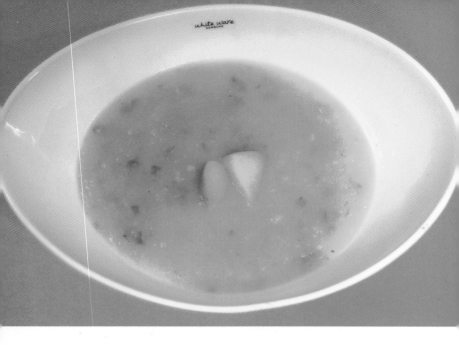

다이어트에 좋은
사과 수프

장미과 낙엽활엽교목 *Malus pumila* 2~5m

원산지는 카자흐스탄~중국 서부 지역이다. 인류가 재배한 식물 중 가장 오래된 식물로 추정되는 사과나무는 알렉산더 대왕이 기원전 328년 카자흐스탄에서 난쟁이사과를 발견했음을 기록으로 남김으로써 역사에도 등장한다.

그 후 유럽과 아시아의 중요한 과실 작물이었던 사과나무는 16세기경 남미 칠레로 전래되었고 17세기에는 미국으로도 전파되었다.

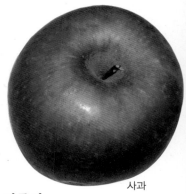

사과

그만큼 인간의 역사와도 밀접한 관계가 있는 사과나무는 그리스 로마 신화는 물론 성경에서도 신비의 열매 혹은 금단의 열매로 언급된다.

사과나무의 조상은 야생 사과의 일종인 Malus sieversii와 그 외 수많은 품종들이며 이들 품종들이 수천 년 동안 개량되어 오늘날의 사과나무 품종인 Malus pumila가 탄생하였다.

사과나무는 씨앗으로 번식하지만 씨앗으로 번식한 사과나무는 야생종 사과나무처럼 동전 크기의 열매가 열린다. 과수

사과나무

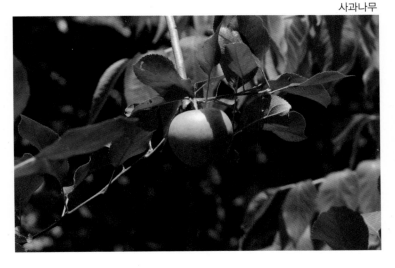

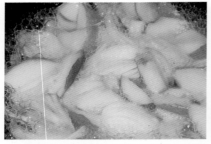
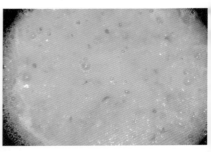
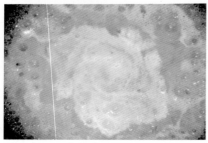

사과 수프 조리 예제

원에서 사과나무를 재배할 때는 접목법으로 번식하는데 이 경우 시장에서 볼 수 있는 큰 열매가 열린다.

과수원에서 재배하는 사과나무는 높이 2~5m로 자라지만 야생에서의 사과나무는 최대 10m까지 자란다. 사과나무의 꽃은 이른 봄에 어린 잎이 돋아날 때 함께 개화하고 열매는 가을에 붉은색으로 익는다.

오늘날 사과 농장은 대부분 중국에 몰려 있으며 중국은 전 세계 사과 출하량의 약 50%를 차지하고 있다.

사과의 효능

사과 100g당 영양 성분은 열량 52kcal, 지방 0.2g, 칼륨 107mg, 탄수화물 14g, 식이섬유 2.4g, 당류 10g, 단백질

사과 수프 재료(2~3인분)	
사과 중간 크기 1개	250g
감자(당근) 1/2개	100g
양파 작은 것 1/2개	50g
생강 1쪽	5g
물 또는 육수	1컵
버터 또는 카놀라유	2작은술
휘핑크림	1/2컵
소금	적량
후추	적량
말린 세이지 잎 분말	1장(옵션)

사과 죽 재료(2~3인분)	
사과 중간 크기 1개	250g
감자(당근) 1/2개	100g
양파 1/2개	50g
마늘 1~2쪽	5~10g
밥 1공기	220g
물	1컵
소금	적량
후추	적량
참기름	적량

0.3g, 비타민 A, C, 칼슘 6mg, 철분 0.1mg, 마그네슘 등이다.

주요 효능으로는 감기 예방, 항암, 항노화, 피부 미용, 고혈압 예방에 좋다.

특히 풍부한 식이섬유 때문에 변비 예방과 다이어트 식품으로 각광받는다.

식용 방법

싱싱한 사과를 날것으로 식용하거나 디저트, 샐러드로 섭취한다. 제빵, 제과의 재료로 사용하거나 칵테일, 음료수 재료로도 사용한다. 주스를 만들거나 각종 소스, 수프를 만들어 먹는다.

사과 수프의 맛

사과 수프의 맛은 시큼하고 달달하다. 시큼한 맛을 중화시키려면 감자 또는 당근을 조금 더 많이 넣는다.

레시피 포인트

신맛을 중화하려면 감자(또는 당근)를 더 많이 넣고, 신맛을 더 내게 하려면 휘핑크림 대신 샤워크림을 넣는다. 옵션인 말린 세이지 분말은 재료를 볶을 때 넣는다. 취향에 따라 버터로 볶지 않고 조리해도 무방하지만 수프의 향미는 조금 떨어진다.

사과 수프 레시피

맛 ★★★★
효능 ★★★

 1. 프라이팬에서 버터를 녹인 뒤 생강(마늘), 감자 (당근), 양파, 사과 순서로 볶되 갈색이 되지 않 도록 살짝 볶는다. (죽으로 조리할 때는 버터로 볶지 않는다.)

 2. 냄비에 볶은 재료들과 물 1컵을 넣고 재료가 완 전히 익을 때까지 끓인다.

 3. 앞의 재료와 국물을 한꺼번에 믹서나 핸드그라 인더로 30초 이상 분쇄한다. (죽으로 조리하려면 밥 1공기를 준비한다.)

 4. 갈아낸 재료들을 냄비에 넣고 끓인다. 휘핑크 림을 넣으면서 수프의 농도를 원하는 농도로 만든 뒤 소금으로 살짝 간을 한다. 걸쭉할 경우 물을 보충한다. (죽으로 조리하려면 휘핑크림 대신 밥, 소금, 참기름을 넣고 조리한다.)

 5. 끓여낸 수프를 그릇에 담아낸 뒤 파슬리 가루 와 후추를 뿌린다.

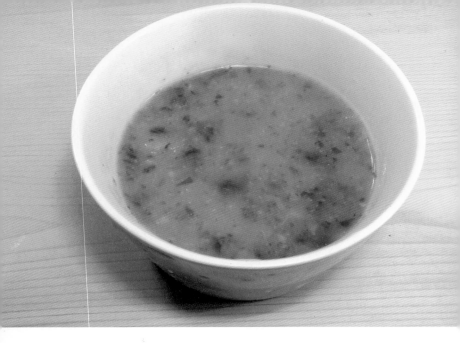

숙취에 좋은
냉참외(냉멜론) 수프

박과 한해살이덩굴식물 *Cucumis melo var. makuwa* 1~10m

우리나라의 참외는 인도 원산의 야생 참외가 자연상에서 개량된 것으로 보고 있다.

우리나라와 일본, 중국 등지에서만 볼 수 있기 때문에 영어로는 'Korean melon'이라고 부른다. 역사적으로는 중국을 통해 전래된 것으로 보고 있지만 유전적으로는 인도의 야생 참외(멜론)에서 기원한다.

참외의 원줄기는 땅을 기며 자라고 잎겨드랑이에 덩굴손이 있어 다른 물체에 기어오른다. 줄기에는 굽은 털이 있다.

어긋난 잎은 잎자루가 길며 손바닥 모양이고 5~7개로 얕게 갈라지며 가장자리에 톱니가 있다.

꽃은 오이 꽃과 비슷한 노란색이고 6~7월에 개화하며 꽃부리는 5개로 갈라진다.

열매는 타원형이고 황록색이지만 개구리참외의 열매는 녹색이다.

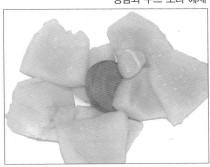

개구리참외

냉참외 수프 조리 예제

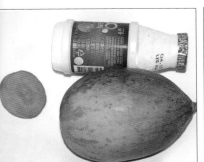

참외의 효능

참외는 한방과 민간에서 열매, 잎을 약용한다.

주로 급성 위염, 해열, 정신 장애, 배뇨 곤란, 황달, 알코올 중독(숙취), 각종 마비 증세에 효능이 있다.

열매 꼭지는 구토, 간염, 변비, 매독, 부종에 사용한다.

식용 방법

싱싱한 참외는 날것으로 섭취한다. 박과 음식처럼 열매를 얇게 깎아 반찬을 만들어 먹는다.

서양멜론에 비해 당도는 낮지만 서양멜론처럼 냉수프를 만들어 먹을 수 있다.

냉참외 수프의 맛

시큼하고 달달하다.

냉참외 수프 재료(2~3인분)	
참외(또는 멜론)	250g
당근	1조각
매운 고추 1개	옵션
오렌지 주스	1/2컵
레몬 즙 또는 식초	옵션
요구르트	옵션
꿀(또는 설탕)	적량
말린 바질 잎 분말	1장(옵션)

레시피 포인트

냉참외 수프는 냉멜론 수프와 비슷한 레시피이다. 일반적으로 오렌지 주스 1/2컵에 꿀을 섞은 뒤 식초나 레몬 즙을 넣지만 주스가 없을 경우 요구르트로 대체한다. 신맛이 강하므로 단맛을 잘 조절해야 한다.

냉참외(냉멜론) 수프 레시피

맛 ★★★
효능 ★★★

 1. 당근 1조각과 참외 1개를 준비한다. 또는 멜론을 준비한다.

 2. 당근, 참외(멜론), 오렌지 주스를 넣고 믹서로 분쇄한다. 오렌지 주스를 준비하지 않은 경우에는 요구르트 1병으로 대체한다.

 3. 꿀과 레몬 즙을 넣어 달콤새콤한 맛을 조절한다.

 4. 수프를 그릇에 담아낸 뒤 바질 분말이나 민트 분말을 뿌린다.

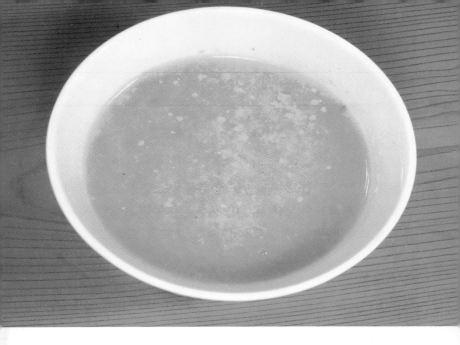

시력, 항산화에 좋은
망고 수프

옻나무과 상록활엽교목 *Mangifera indica* 40m

망고의 원산지는 인도 및 남아시아 일대이고 우리가 흔히 보는 노란색 망고는 대개 인도산 품종이다. 망고라는 이름은 15~16세기경 인도와 무역을 했던 포르투갈을 통해 인도 토착어인 mangga에서 유래되었다.

남아시아 일원에서 식용했던 망고는 기원전 500년 전후 동남아시아로 전래되었고 10세기 전후에는 아프리카로, 17세

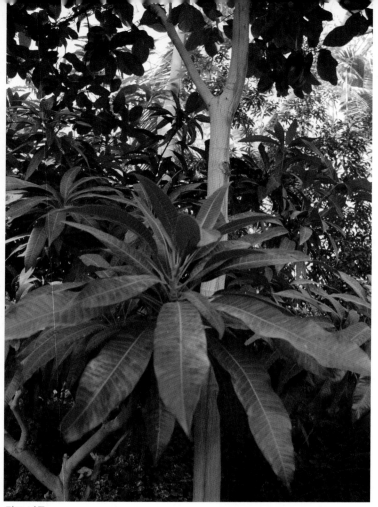

망고 나무

기 전후에는 신대륙 미국에도 알려졌다.

지금의 망고 품종 수는 수백 가지에 달한다. 기존의 노란색 망고는 물론 녹색 망고나 붉은색 망고까지 국내에 수입되는 실정이다.

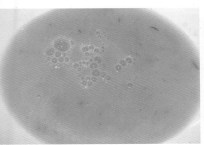

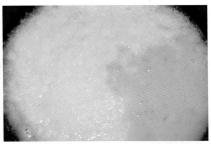

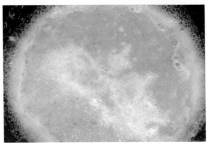

망고 수프 조리 예제

인도 원산지에서의 망고 나무는 높이 40m로 자라고 잎의 길이는 15~35cm 내외, 꽃은 옻나무 꽃처럼 자잘한 꽃들이 촛대 모양으로 달린다.

망고의 효능

망고 100g당 칼로리는 60kcal이다. 전체적으로 단맛의 과일이지만 하루 섭취량의 44%에 해당하는 비타민 C 외에도 비타민 B1, B2, B3, B5, B6, B9, E, K, 폴리페놀, 엽산, 아연, 지방, 단백질 등이 함유되어 있고 칼륨 함량은 예상 외로 적다. 함유된 성분들은 시력, 피부

망고 열매

83

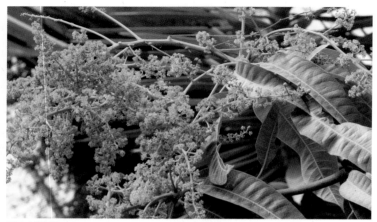
망고 나무 꽃

미용, 노화 예방, 항암에 효능이 있다.

식용 방법
싱싱한 망고는 날것으로 식용한다. 요리에 사용하는 망고는 충분히 익은 신맛의 망고를 사용하는데 주로 절임(겨자를 포함한 피클)을 만들거나 카레의 재료로 사용한다. 망고 아이스크림, 주스, 스무디, 파이, 제과, 제빵, 칵테일, 샐러드 재료로도 인기 만점이다.

중미에서는 망고와 칠리소스, 소금, 식초를 사용한 요리를 만들어 먹는데 단맛과 매운맛, 짠맛이 어우러진 음식이다. 인도~네팔 원주민들은 망고 덮밥(Dal)을 만들어 먹는다.

망고 수프의 맛

망고 수프는 상당히 달기 때문에 감자를 넣어 달달한 맛을 조금 제거해야 한다. 후추를 뿌린 후 섭취하면 나름대로 먹을 만하다.

레시피 포인트

망고 열매는 익히지 않고 믹서로 갈아서 준비한다. 다른 재료는 버터로 살짝 볶은 뒤 물에 익혀서 준비한다.

감자 대신 렌틸콩 1컵, 휘핑크림 대신 카레 가루 2큰술을 넣으면, 몇 가지 향신료가 빠져 있지만 인도식 달(Dal) 수프가 된다.

망고 수프 재료(2~3인분)	
망고	1개
감자 1/2개	100g
양파 작은 것 1개	100g
샐러리 줄기	1개
생강 1쪽	5g
마늘 1쪽	5g
물	1~2컵
버터 또는 카놀라유	1큰술
휘핑크림	1/2~1컵
소금	적량
후추	적량

망고 달 수프 재료(2~3인분)	
망고	2개
노란색 렌틸콩	1컵
양파 작은 것 1개	100g
생강 1쪽	5g
마늘 2~3쪽	10~15g
고수(다진 것)	1/2컵
물	3~4컵
버터 또는 카놀라유	1큰술
고춧가루	적량
카레 가루	2~4큰술
소금	적량
후추	적량

인도식 달(Dal) 수프를 조리할 때는 망고를 믹서로 갈지 않고 깍두기 모양으로 썰어서 준비한다.

망고 수프 레시피

맛 ★★★
효능 ★★★

 1. 프라이팬에서 버터를 녹인 뒤 생강, 마늘, 다진 샐러리, 감자, 양파, 양배추를 볶되 갈색이 되지 않도록 살짝 볶는다. 망고는 별도로 믹서로 분쇄한다.

 2. 냄비에 살짝 볶은 재료들과 물 1컵을 넣고 재료가 완전히 익을 때까지 끓인다.

 3. 앞의 재료들을 믹서나 핸드그라인더로 15초 이상 분쇄한다. 망고는 별도로 믹서로 15초 이상 분쇄한다.

 4. 갈아낸 재료 전부를 냄비에 넣고 끓인다. 휘핑 크림을 넣으면서 수프의 농도를 원하는 농도로 만들어 준다. 소금으로 살짝 간을 한다. 걸쭉할 경우 물을 보충한다.

 5. 끓여낸 수프를 그릇에 담아낸 뒤 파슬리 가루와 후추를 뿌린다.

Part 2

열매 야채 수프

오이 수프
가지 수프
밤 수프(밤 죽)
애호박 수프
파프리카 수프
옥수수 수프

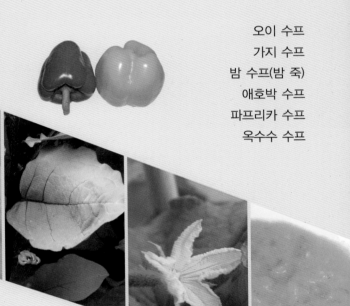

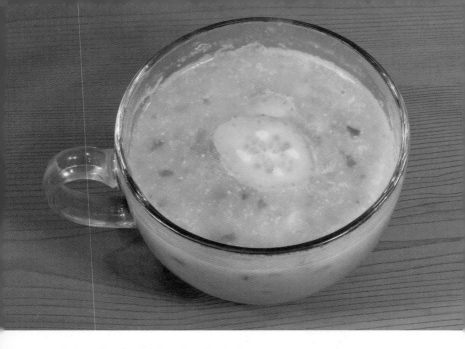

가슴이 답답할 때 시원한
오이 수프

박과 한해살이풀 *Cucumis sativus* 2m

남아시아 원산의 오이는 기원전 1,000년부터 재배한 작물로 보이며 그리스 로마 시대에 지중해로 전래된 후 8세기 이전에 유럽으로, 16세기에는 미국으로 전래되었다.

오이가 우리나라에 전래된 것은 삼국 시대로 보이며 다른 작물과 마찬가지로 중국을 통해서였다. 오늘날의 오이는 전 세계에서 현지화되었고 흔히 먹는 작물이 되었다.

덩굴성 한해살이풀인 오이의 줄기는 전체에 거친 털과 능선이 있고 잎겨드랑이에 덩굴손이 있어 물체나 지주대를 감아 오른다. 만일 근처에 지주대가 없을 경우에는 줄기가 땅을 기다가 땅과 맞닿은 부분에서 뿌리를 내리므로 오이를 재배할 때는 지주대를 세워야 하는데 보통은 그물형 지주대가 좋다.

오이의 잎은 어긋나기하고 길이 8~15cm, 잎의 가장자리는 얇게 갈라지고 긴 잎자루가 있다. 5~6월에 피는 꽃은 꽃부리가 5개로 갈라지고 작은 호박꽃처럼 생겼다. 원주형의 열매는 녹색에서 황갈색으로 성숙하는데 보통 녹색일 때 수확한 것을 오이라고 부르면서 식용한다.

오이 꽃

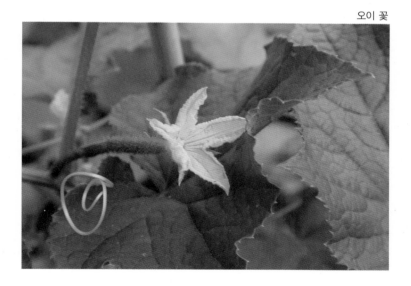

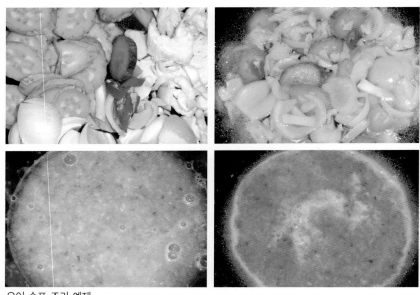

오이 수프 조리 예제

오이의 효능

오이 100g당 열량은 16kcal, 탄수화물 3.6g, 당분 1.7g, 식이섬유 0.5g, 지방 0.10g, 단백질 0.65g, 비타민 B1, B2, B3, B5, B6, B9, C, K, 칼슘, 철분, 마그네슘, 망간, 인, 칼륨, 아연, 불소를 함유하고 있지만 영양소의 함유량은 다른 채소에 비해 상대적으로 매우 적은 편이다.

오이의 열매는 해독, 인후통, 충혈, 가슴이 답답한 증세에 효능이 있고 뿌리와 줄기는 임병 등에 효능이 있다.

오이 수프 재료(2~3인분)	
오이	1개
양배추 3~5장	100g
양파 작은 것 1개	100g
마늘 2쪽	10g
물	1~2컵
전분	10~20g
버터 또는 카놀라유	2작은술
휘핑크림	1/2컵
소금	적량
후추	적량

오이 죽 재료(2인분)	
오이	1개
양배추 3~5장	100g
양파 작은 것 1개	100g
마늘 3쪽	15g
밥 1공기	220g
물	1~2컵
소금	적량
후추	적량
참기름	적량

식용 방법

서양에서의 오이 식용 방법은 매우 다양한데 보통은 다른 샐러드와 섞어 먹거나 피클 등으로 먹고 샌드위치, 육류 요리, 치킨 요리, 연어 요리, 곡물 요리에 곁들어 먹기도 하므로 거의 모든 요리에서 오이를 사용할 뿐 아니라 칵테일에도 사용한다.

우리나라는 오이 김치, 오이 무침, 오이 볶음 등으로 즐겨 먹는다.

오이 수프의 맛

오이 특유의 상큼한 맛이 맛깔스럽게 살아 있다. 후추를 뿌린 뒤 섭취하면 상당히 맛있다.

레시피 포인트

오이의 상큼한 맛을 살리기 위해 감자 대신 전분을 사용한다. 향미가 강한 생강이 오이의 상큼한 맛을 지저분하게 하기 때문에 생강 대신 마늘을 사용한다. 오이의 상큼한 맛을 살리려면 휘핑크림을 살짝 수프 향이 날 정도로 가급적 적은 분량을 넣는다.

오이 수프 레시피

맛 ★★★★★
효능 ★★★

 1. 프라이팬에 버터를 녹인 뒤 마늘을 볶다가 양파, 양배추, 오이를 순서대로 넣으면서 타지 않게 살짝 볶는다. (죽을 만들 때는 재료를 볶지 않는다.)

 2. 살짝 볶은 것에 물을 넣고 재료가 완전히 익을 때까지 끓인다.

 3. 앞에서 데친 재료를 한꺼번에 넣고 믹서나 핸드그라인더로 1분 이상 분쇄한다.
(죽으로 조리하려면 밥 1공기를 준비한다.)

 4. 갈아낸 재료 전부를 냄비에 넣은 뒤 끓여 준다. 물에 탄 전분과 휘핑크림을 넣으면서 원하는 농도로 만든 뒤, 소금으로 살짝 간을 한다. (죽으로 조리할 때는 전분과 휘핑크림 대신 밥과 참기름을 넣은 뒤 끓인다.)

 5. 수프가 걸쭉하면 물을 보충하면서 농도를 조절한다. 끓여낸 수프를 그릇에 담아낸 후 파슬리 가루와 후추를 뿌린다.

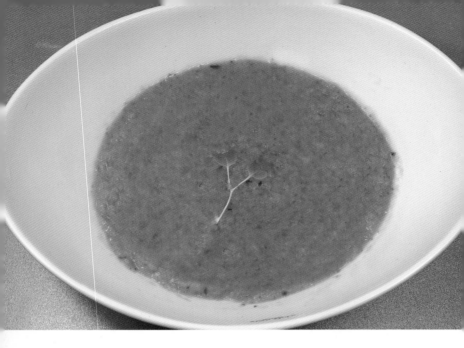

혈액 순환에 좋은
가지 수프

가지과 한해살이풀 *Solanum melongena* 0.5~1m

　동남아시아~인도 원산의 가지는 선사 시대부터 인류가 재배를 해 온 식물로 추정된다. 가지가 문헌에 첫 등장한 것은 6세기경 중국의 《제민요술(齊民要術)》이었는데 이 책은 농업 기술서의 하나였다. 그 후 송나라의 문헌에 가지가 신라 때부터 번성하였다고 기술되기도 했는데 이를 보아 우리나라에는 6세기 전후 중국을 통해 가지가 전래된 것으로 추정된다.

한편 인도의 가지는 중세시대에 아랍을 통해 지중해, 스페인, 이집트로 전래된 것으로 추정되는데 이를 증명하듯 아랍의 12세기 농업 책에는 가지의 재배법이 상세히 기술되고 있다.

영어로는 애그플랜트라고 불리는 가지는 우리나라의 경우 시골의 밭은 물론 도시의 화단에서도 흔히 재배하는 작물이다. 높이 1m 내외로 자라는 가지의 줄기에는 거친 털이 있다. 잎은 난상 타원형으로 어긋나기하며 긴 잎자루가 있다.

6~9월에 피는 꽃은 자주색이고 마디 사이에서 몇 송이씩 달린다. 꽃잎은 종 모양이고 수술은 5개, 꽃밥은 황색이므로 쉽게 구별할 수 있다. 가을에는 기다란 형태의 열매가 녹백색~흑색으로 성숙한다. 가지에서 먹는 부위는 가

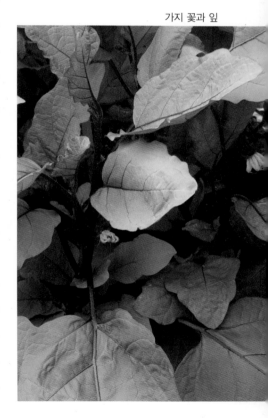

가지 꽃과 잎

지의 열매를 말하며 열
매를 제외한 다른
부위는 약간의 독
성이 있을 수 있으
므로 먹지 않는 것
이 좋다.

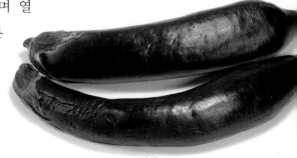
가지

가지의 효능

가지 100g당 열량은 24kcal, 지방 0.2g, 칼륨 230mg, 탄

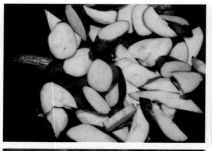

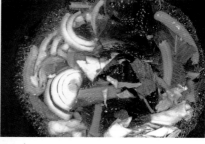

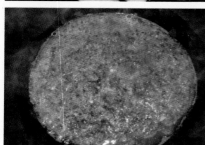
가지 수프 조리 예제

수화물 6g, 식이섬유
3g, 당류 3.5g, 단백질
1g, 비타민 A, B6, C,
칼슘, 철분, 마그네슘을
함유하고 있다.

가지의 열매는 혈액

순환, 종기, 류머티즘 및 각종 통증에 효능이 있다. 몇몇 나라에서는 당뇨병, 콜레라, 기관지염, 이뇨, 이질, 치통, 무력증, 피부 감염 등에 가지의 열매나 꽃·잎·뿌리를 약용한다.

가지 수프 재료(2~3인분)	
가지	1개
양파 큰 것 1개	150g
고추	1개
마늘 2쪽	10g
육수	3~4컵
치즈	1/2장
신선한 바질 다진 것	1큰술
신선한 타임 다진 것	2작은술
버터 또는 올리브유	2작은술
휘핑크림	1/2~1컵
소금	적량
후추	적량
샐러리 줄기 1줄	옵션

가지 죽 재료(2인분)	
가지	1/2개
양파 작은 것 1개	100g
고추	1개
마늘 2쪽	10g
밥 1공기	220g
육수	1~2컵
소금	적량
후추	적량
참기름	적량

식용 방법

가지 요리는 세계적으로 다양한 요리법이 있다. 우리나라는 주로 찜으로 섭취하지만 이탈리아에서는 각종 파스타 요리에 가지를 사용한다.

한마디로 말해 가지는 그릴에 구워서 먹거나 튀길 수도 있고 찜으로 먹거나 국물 요리, 볶음 요리, 생선 요리에도 사용한다.

인도에서는 카레 요리에 가지를 넣고 이탈리아에서는 올리브유 절임, 프랑스에서는 야채 스튜 요리, 그리스와 터기에서는 양고기 같은 육류 요리의 토핑으로 사용한다.

가지 수프의 맛

가지 향미가 있다.

레시피 포인트

가지 수프는 맛을 내는 것이 어려울뿐더러 양배추와 감자를 넣으면 조금 텁텁해진다. 맛을 내기 위해 물 대신 육수를 사용해 보자. 또한 가지의 껍데기는 곱게 분쇄되지 않으므로 가지를 찐 뒤 속살을 수저로 긁어서 사용하는 것도 괜찮다는 생각이 든다.

가지 수프 레시피

맛 ★★★★
효능 ★★★

 1. 프라이팬에 올리브유를 달군 뒤 마늘, 양파, 고추, 가지를 타지 않도록 살짝 볶는다. 가지를 별도로 찐 뒤 속살을 수저로 파내어 따로 준비해도 좋다. (죽을 만들 때는 재료를 볶지 않는다.)

 2. 살짝 볶은 것에 육수와 다진 바질, 다진 타임을 넣고 재료가 익을 때까지 끓인다.

 3. 앞에서 데친 재료들을 한번에 믹서에 넣고 분쇄한다. 가지의 속살을 따로 준비한 경우 함께 분쇄한다. (죽으로 조리하려면 밥 1공기를 준비한다.)

 4. 갈아낸 재료와 끓일 때 사용한 육수를 냄비에 넣은 뒤 끓여 준다. 휘핑크림을 넣으면서 원하는 농도로 만든 뒤, 소금으로 살짝 간을 한다. (죽으로 조리할 때는 휘핑크림 대신 밥과 참기름을 넣은 뒤 끓인다.)

 5. 끓여낸 수프를 그릇에 담아낸 후 치즈를 올린다. 기호에 따라 후추를 뿌린다.

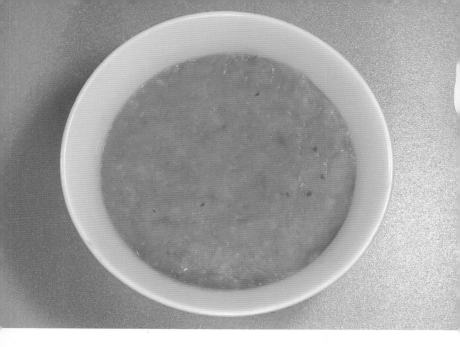

체력 보신에 좋은
밤 수프(밤 죽)

참나무과 낙엽활엽교목 *Castanea crenata Siebold* 15m

밤나무는 영어로 체스트넛(Chestnut), 한자로는 율자(栗子)라고 부른다.

밤나무는 세계적으로 똑같지만 각 지역마다 토종밤나무가 있어 크게 한국밤나무(일본밤나무), 중국밤나무, 유럽밤나무(스페인밤나무), 미국밤나무로 나눈다. 우리나라의 밤나무는 우리나라와 일본에서 자생하는 'Castanea crenata Siebold

& Zucc.' 종으로서 식물학계에서는 흔히 한국밤나무(일본밤나무)라고 칭한다.

밤나무의 재배는 대략 기원전 2,000년부터 시작한 것으로 추정되지만 고대 그리스에서는 토양이 맞지 않아 극히 일부 지역에서 자라는 희귀 식물이었다. 특성상 산악 지방과 숲에 분포하는 밤나무는 남유럽·터키·남서아시아 일원에서 곡물을 재배할 수 없는 숲과 산악 지방에서 곡물을 대체하는 식량 자원이었다.

중세~르네상스를 거치면서 남유럽의 숲과 산골 사람들에게는 굶주림을 벗어나게 하는 중요한 식량 자원이었는데 실례로 이탈리아의 어느 산골 주민들은 1년에 6개월은 밤으로 연명하기도 했다.

지금의 밤나무 열매는 비싸서 서민의 눈높이에 맞지 많지

겉껍질을 벗긴 밤의 속살

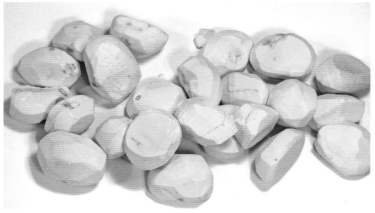

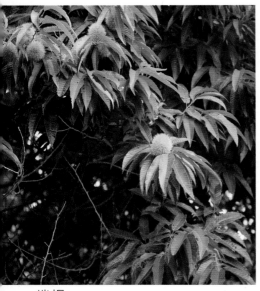
밤나무

만 18~19세기 남유럽에서의 밤나무는 가난한 사람들의 식량이라는 평판이 생기면서 점점 회피하는 현상이 발생하기도 했다.

밤의 효능

껍질을 깐 생밤 100g당 열량은 200kcal, 탄수화물 44g, 당분 11 g, 지방 1.3g, 단백질 1.6g, 비타민 A, B1, B2, B3, B6, B9, B12, C, 칼슘, 철분, 마그네슘, 인, 칼륨, 아연, 수분 60g이다.

각 영양소가 골고루 함유되어 있으면서 탄수화물과 당분 함량이 높은 편이다.

생밤 100g에는 비타민 C가 하루 필요량의 약 45%가 함유되어 있지만 가열한 뒤에는 40% 소실된다.

밤은 한방에서 위와 비장을 보하고 체력을 보신하고 뼈를 튼튼히 할 뿐 아니라 혈액 순환, 지혈, 하리, 신체 쇠약, 비출혈, 혈변에 약용한다.

식용 방법

생밤은 날것으로 섭취할 수 있다. 보통은 삶거나 군밤으로 먹기도 하지만 설탕에 졸여 먹거나 볶음 요리에 몇 조각 넣을 수도 있다. 밤은 제과·제빵의 고명으로 사용할 수 있는데 특히 빵 종류에서 적합하다.

유럽에서는 밀가루 대용의 밤 가루로 케이크, 파이, 팬케이크를 만든다. 밤으로 만든 빵이나 팬케이크는 유럽의 산골 사람들이 기근기를 벗어나는 한 방법이었다.

또한 밤을 재료로 하는 퓨레를 만들어 설탕이나 각종 요리의 양념으로 사용하기도 하고 밤맛 아이스크림, 생크림과 조합한 디저트를 만들 수 있다.

밤 수프의 맛

밤 수프는 밤, 고구마, 단팥죽과 유사한 향미가 있고 단맛이 난다.

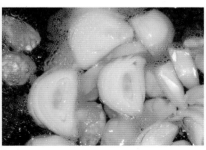 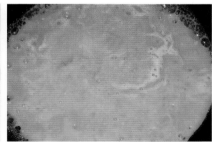

밤 수프 조리 예제

밤 수프 재료(2~3인분)	
깐밤	200g
양파 작은 것 1개	100g
마늘 2쪽	10g
고추	1개
월계수 잎	1장
파슬리	적량
정향	1개
육수	3~4컵
휘핑크림	1/2컵
설탕	적량
소금	적량
후추	적량
샐러리 줄기 1줄	옵션

레시피 포인트

밤은 익히거나 찔 때 밤의 전분 성분이 점점 당분으로 전환되기 때문에 단맛이 강해지면서 휘핑크림과 잘 어우러지지 않는다.

사실 밤과 휘핑크림의 조합은 한국인 입맛에는 잘 맞지 않을 수 있다. 물 대신 육수(닭 육수 등)를 사용하는 것이 좋으며 재료의 비율을 잘 조절해야 한다. 조리할 때는 서양식 향신료가 필요하지만 없을 경우 없는 대로 조리한다. 조리 후반부에 설탕으로 단맛을 잘 조절한 뒤 그 후 소금으로 감칠맛과 단맛을 조절한다. 또한 매운 맛을 내기 위해 고추 성분을 넣어도 된다.

밤 수프 레시피

맛 ★★☆
효능 ★★★

 1. 먼저 밤을 팬에 얇게 깔고 물을 부어 삶는다.

 2. 삶은 밤, 양파, 고추, 마늘, 육수, 향신료 팩(파슬리, 월계수 잎, 정향)을 넣고 중불에 40분간 서서히 끓인다.

 3. 앞의 재료에서 향신료를 꺼낸 뒤 나머지 재료들을 한꺼번에 넣고 믹서나 핸드그라인더로 분쇄한다.

 4. 갈아낸 재료 전부를 냄비에 넣은 뒤 끓인다. 휘핑크림을 조금씩 넣으면서 원하는 농도로 만든 다음 설탕으로 간을 한 뒤 다시 소금으로 간을 한다.

 5. 수프를 그릇에 담아낸 후 파슬리 가루와 후추를 뿌린다.

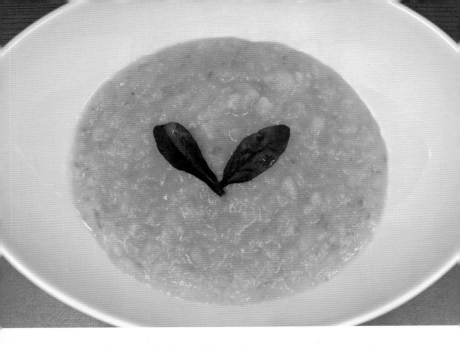

독소 해독, 여성에게 좋은
애호박 수프

박과 한해살이풀 *Cucurbita moschata* 2m

애호박은 동양계 호박인 'Cucurbita moschata' 품종의 하나로 기다란 모양의 호박이다.

가정에서 된장 찌개나 고등어 찌게, 호박 무침, 호박 볶음으로 즐겨 먹는 애호박은 여름에 나는 호박으로 특히 한식 요리에 잘 어울리기 때문에 주키니호박 같은 페포계 호박보다 인기가 많다.

우리나라에는 애
호박의 개량 품종으로
'서울마디호박', '불암
사철애호박' 등이 있다.

애호박

애호박의 줄기는 단면이 오각형이고
긴 흰 털이 덮여 있다. 잎은 어긋나기하고 잎자
루가 길고 잎의 가장자리는 5개로 얕게 갈라지고 톱니
가 있다. 꽃은 초여름부터 늦가을까지 번갈아 피고 노란색이
다.

호박 꽃

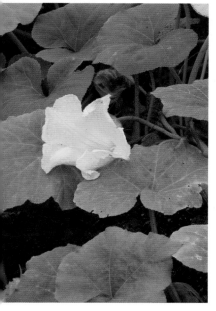

호박은 사실상 열매가 맺기
전까지는 어떤 품종인지 알수
없으므로 가정이나 텃밭에서
재배하려면 반드시 애호박 종
자로 재배해야 한다.

애호박의 효능

애호박 같은 호박의 영양 성
분은 100g당 열량 16kcal, 탄
수화물 3.4g, 당분 2.2g, 식이
섬유 1.1g, 지방 0.2g, 단백질
1.2g, 비타민 A, B1, B2, B3,
B5, B6, B9, C, K, 철분, 마

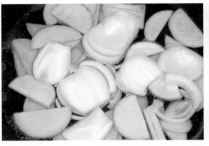

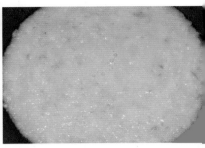

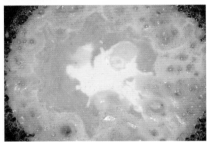

애호박에 휘핑크림을 섞는 모습

그네슘, 망간, 인, 칼륨, 아연, 수분 95g이다.

애호박 열매는 종기, 지통, 해독, 살충, 보신에 효능이 있고 늑막염 등에도 사용한다.

뿌리는 임병, 황달, 이질, 젖이 나오지 않는 증세 등에 약용한다.

줄기는 월경불순, 위장통에 약용하고 종자는 당뇨, 백일해, 회충약으로 사용한다.

식용 방법

애호박은 각종 국물 요리, 찌게 요리, 스튜에 야채로 넣을 수 있고 볶음으로 식용할 수 있다.

또한 제과 · 제빵업에서 비스킷, 빵, 도넛, 치즈 케이크, 팬

애호박 수프 재료(2~3인분)	
애호박	1개
양배추 1~3장	50g
양파 작은 것 1개	100g
고추	1개
생강 1쪽	5g
물	1~2컵
전분	10~20g
버터 또는 카놀라유	2작은술
휘핑크림	1/2컵
소금	적량
후추	적량
샐러리 줄기 1줄	옵션

애호박 죽 재료(2인분)	
애호박	1개
양배추 1~3장	50g
양파 작은 것 1개	100g
마늘 3쪽	15g
밥 1공기	220g
물	1~2컵
소금	적량
후추	적량
참기름	적량

케이크, 파이의 재료가 되고 이탈리아의 라자냐 요리는 물론 각종 디저트, 푸딩의 재료로 사용할 수 있다.

또한 샐러드, 수프 요리로도 사용하는데 호박 수프는 추수 감사절 음식으로 유명하다.

애호박 수프의 맛

애호박 수프의 맛은 부드럽고 온화하다. 후추를 뿌린 뒤 섭취하면 먹을 만하다.

레시피 포인트

부드러운 호박에는 감자가 제격이지만 여기서는 감자 대신 전분을 사용한다. 톡 쏘는 맛으로 포인트를 주기 위해 향미가 강한 생강을 사용했다. 휘핑크림은 살짝 수프 향이 날 정도로 적은 분량을 넣어 본다. 애호박은 분쇄하거나 깍두기 모양으로 썰어서 조리할 수 있다. 서양식으로 조리하려면 아래 재료에서 전분을 빼고 타임, 정향, 계피, 쿠민, 고추 등의 향신료에서 몇 가지를 넣어서 맛을 낸다.

애호박 수프 레시피

맛 ★★★★
효능 ★★★

 1. 프라이팬에 버터를 녹인 뒤 생강(마늘)을 볶다가 양파, 양배추, 애호박을 순서대로 넣으면서 타지 않게 살짝 볶는다. (죽을 만들 때는 재료를 볶지 않는다.)

 2. 살짝 볶은 것에 물을 넣고 재료가 완전히 익을 때까지 끓인다.

 3. 앞에서 데친 재료를 한꺼번에 믹서나 핸드그라인더로 1분 이상 분쇄한다.
(죽으로 조리하려면 밥 1공기를 준비한다.)

 4. 갈아낸 재료 전부를 냄비에 넣은 뒤 끓인다. 물에 탄 전분과 휘핑크림을 넣으면서 원하는 농도로 만든 뒤, 소금으로 살짝 간을 한다. (죽으로 조리할 때는 전분과 휘핑크림 대신 밥과 참기름을 넣은 뒤 끓인다.)

 5. 수프가 걸쭉하면 물을 보충하면서 농도를 조절한다. 끓여낸 수프를 그릇에 담아낸 후 파슬리 가루와 후추를 뿌린다.

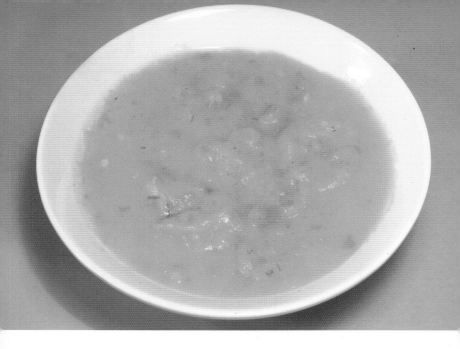

새콤 맛있는
파프리카 수프

가지과 한해살이풀 *Capsicum annuum* 1.5m

피망은 중남미 원산인 고추의 변종이고 파프리카는 피망의 변종이므로 피망이나 파프리카의 조상은 고추이다. 피망은 고추에 비해 약하지만 매운맛의 열매이고, 파프리카는 캡사이신 성분이 열성이기 때문에 매운 맛 대신 아삭하고 상큼한 향미가 있다.

학계에서는 피망과 파프리카를 같은 종류로 취급하면서

'단고추' 라고 부르지만 피망의 열매 색깔은 녹색이고 파프리카의 열매는 녹색, 빨간색, 노란색, 자주색 등의 다양한 색깔이 있다.

해외에서의 파프리카(Paprika)는 서양식 고춧가루를 의미하고 피망과 파프리카는 종 모양의 고추라는 뜻에서 'Bell pepper' 라고 부른다.

피망과 파프리카는 고추와 달리 매운 성분을 내는 캡사이신 성분이 적거나 없는데 파프리카에는 특히 캡사이신 성분이 없으므로 매운 맛이 나지 않는다.

파프리카

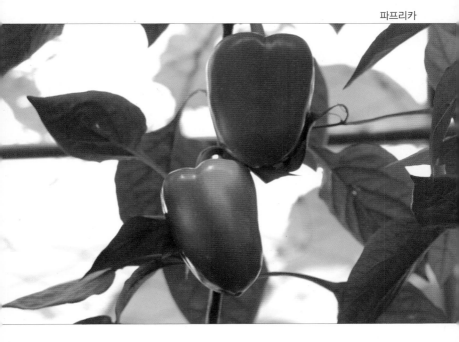

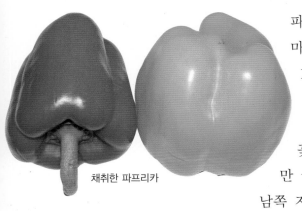

채취한 파프리카

파프리카는 고추와 마찬가지로 높이 1.5m 내외로 자라고 잎 모양은 고추잎을 닮았다. 꽃은 여름에 피지만 국내 환경에서는 남쪽 지방과 비닐 하우스에서 재배하기 때문에 꽃이 피는 시기는 대중없다.

파프리카 효능

파프리카(피망) 100g당 열량은 20kcal, 탄수화물 4.6g, 당분 2.4g, 식이섬유 1.8g, 지방 0.17g, 단백질 0.86g, 비타민 A, B1, B2, B3, B5, B6, B9, C, E, K, 칼슘, 철분, 마그네슘, 망간, 인, 칼륨, 아연, 수분 94g인데 특히 비타민 A, C 함량이 높다.

파프리카는 열매 색깔에 따라 비타민 함량이 달라지는데 녹색 열매가 가장 영양성분이 적고 맛은 빨간색 열매가 가장 많다.

파프리카는 치매, 항암, 심장병을 예방한다.

식용 방법

우리나라에서는 파프리카를 고추장에 찍어 먹는다. 각종

파프리카 수프 재료(2~3인분)	
노랑 파프리카 반쪽	60g
빨강 파프리카 반쪽	60g
양배추 1~3장	50g
양파 작은 것 1개	100g
쪽파 1/2개	5g
마늘 1쪽	5g
건조시킨 마조람	옵션(1/2컵)
물	1~2컵
전분	10~20g
버터 또는 카놀라유	2작은술
휘핑크림	1/2컵
소금	적량
후추	적량

파프리카 죽 재료(2인분)	
노랑 파프리카 반쪽	60g
빨강 파프리카 반쪽	60g
토마토 소스	1/3컵
양파 작은 것 1개	100g
고추	1개
마늘 2쪽	10g
쇠고기	50g
밥 1공기	220g
물	1~2컵
소금	적량
후추	적량
참기름	적량

샐러드에 넣어도 맛있다. 파프리카를 비빔밥의 재료로 사용
하면 별미 음식이 된다.

서양에서는 샐러드, 각종 요리를 장식하는 야채 볶음, 파스
타 볶음, 쇠고기 볶음, 햄버거, 샌드위치, 감자 구이의 토핑
등으로 먹는다.

파프리카 수프의 맛

조금은 새콤하지만 전체적으로 맛깔스러운 맛의 수프이다.
후추를 뿌린 뒤 섭취하면 맛있다.

레시피 포인트

파프리카의 상큼한 맛을 살리기 위해 감자 대신 전분을 사
용한다. 향미가 강한 생강이 싫다면 마늘을 사용한다. 휘핑크
림은 살짝 수프 향이 날 정도로 가급적 적은 분량을 넣는다.

파프리카 생수프(차가운 수프)는 파프리카, 토마토, 아보카
도, 쪽파, 정향, 다진 바질로 만든다.

파프리카 수프 레시피

맛 ★★★★
효능 ★★★

 1. 프라이팬에 버터를 녹인 뒤 양파와 마늘을 볶다가 양배추, 파프리카 순서로 넣으면서 타지 않게 살짝 볶는다. (죽을 만들 때는 재료를 볶지 않는다.)

 2. 살짝 볶은 것에 물을 넣고, 마조람을 준비한 경우 함께 넣고, 재료가 완전히 익을 때까지 끓인다.

 3. 앞에서 데친 재료를 한꺼번에 넣고 믹서나 핸드그라인더로 1분 이상 분쇄한다.
(죽으로 조리하려면 밥 1공기를 준비한다.)

 4. 갈아낸 재료 전부를 냄비에 넣은 뒤 끓여 준다. 물에 탄 전분과 휘핑크림을 넣으면서 원하는 농도로 만든 뒤, 소금으로 살짝 간을 한다. (죽으로 조리할 때는 전분과 휘핑크림 대신 밥과 참기름을 넣은 뒤 끓인다.)

 5. 수프가 걸쭉하면 물을 보충하면서 농도를 조절한다. 끓여낸 수프를 그릇에 담아낸 후 파슬리 가루와 후추를 뿌린다.

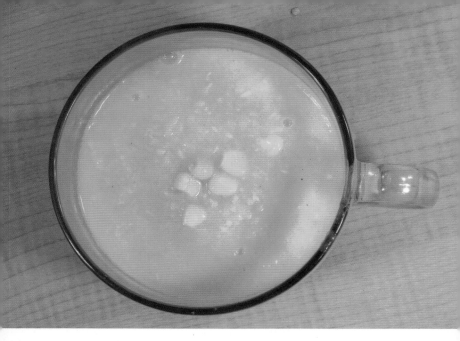

당뇨 예방 및 눈에 좋은
옥수수 수프

벼과 한해살이풀 *Zea mays* 1~3m

　멕시코 고지대 원산인 옥수수는 기원전 7,000년부터 재배한 것으로 추정된다. 멕시코의 이 옥수수는 기원전 5,000년 전후 콜롬비아를 통해 중미로 전래되면서 페루에서 재배 흔적을 남겼고 서서히 고지대에서 저지대로 전파되면서 약 2,000년 전에는 남미 저지대로 전래되었다.

　스페인의 식민지 정복자들이 옥수수를 처음 본 것은 1492

년 전후, 스페인 정복자들과 함께 온 정착민들은 식량난이 발생할 때면 남미 원주민과 마찬가지로 옥수수를 식용하였다. 후에 이 옥수수는 유럽의 스페인 본국으로 전래되었고 스페인에서 이탈리아와 포르투갈로 전파되었다. 그 후 옥수수는 포르투갈을 통해 1500년 초 중국 명나라로 전래되었다.

옥수수가 우리나라에 전래된 것은 1592년 임진왜란 때의 일이었다. 명나라에서 보낸 지원군이 가져온 온 군량미에는 우리나라 사람들이 처음 보는 작물이 있었는데 그것은 옥수

옥수수

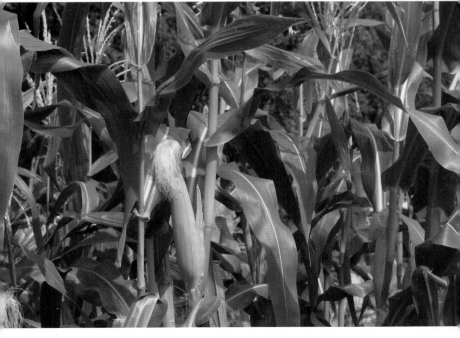

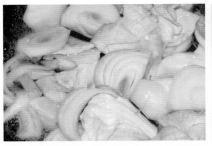
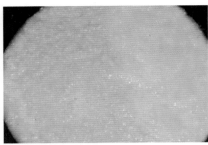
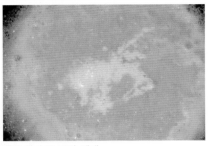

옥수수 수프 조리 예제

수였다.

　명군에게 어디에서 나는 작물이냐고 묻자 강남(양자강 이남)에서 나는 작물이라는 대답이 돌아왔다. 이 때문에 옥수수는 강남에서 온 작물이란 뜻에서 '강냉이' 라는 이름이 붙었다고 한다.

　옥수수의 효능

　옥수수 100g당 열량은 86kcal, 탄수화물 18g, 전분 5.7g, 당분 6.2g, 식이섬유 2g, 지방 1.3g, 단백질 3.3g, 트립토판, 쓰레오닌, 이소류신, 류신, 아스파라긴산, 글루탐산, 루테인, 비타민 A, B1, B2, B3, B5, B6, B9, C, 철분, 마그네슘, 망간, 인, 칼륨, 아연, 수분 76g으로 구성되어 있다.

옥수수의 주요 효능으로는 눈 건강, 고혈압, 당뇨 예방, 부종, 이뇨, 항암 등이 있다.

식용 방법

옥수수를 주식으로 사용하는 나라는 멕시코, 아프리카 등이 있고 미국과 영국은 옥수수로 만든 콘프레이크로 아침 식사를 해결한다.

옥수수 가루로 만든 빵은 별미이다. 각종 레스토랑 요리에서 옥수수는 감자와 함께 빼놓을 수 없는 식사 재료이다.

식용유 제조업에서 옥수수는 매우 중요한 재료이다. 옥수수가 쌀이나 밀의 대체 작물이 되지 못하는 이유는 단백질을

옥수수 알갱이

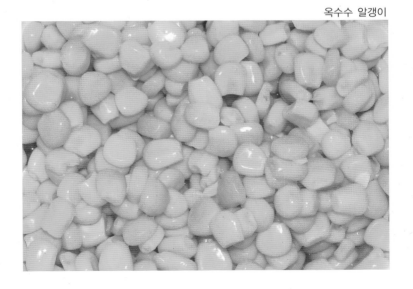

옥수수 수프 재료(2~3인분)	
옥수수 통조림	200g
양파 작은 것 1개	100g
마늘 1쪽	5g
육수	1컵
우유	1/2컵
전분	10~20g
버터 또는 카놀라유	1큰술
휘핑크림	1/2컵
소금	적량
후추	적량
샐러리 줄기 1줄	옵션

옥수수 죽 재료(2~3인분)	
옥수수 통조림	100g
양배추 잎 1~2장	50g
양파 작은 것 1개	100g
마늘 1~2쪽	5~10g
밥 1공기	220g
물	1컵
소금	적량
후추	적량
참기름	적량

비롯한 영양소의 함량이 평균적으로 낮기 때문인데 콩 요리를 곁들이면 단백질은 보충된다.

옥수수 수프의 맛

옥수수 수프의 맛은 미세하게 달달하고 온화하고 고소하

다. 조리된 수프에 후추를 뿌린 후 섭취하면 은근히 맛있다.

레시피 포인트

찐 옥수수를 준비하거나 옥수수 통조림을 준비한다. 옥수수 알은 껍데기가 질기기 때문에 믹서에서 곱게 분쇄되지 않는다. 믹서나 글라인더로 갈 때 1분 이상 분쇄한다.

옥수수 수프 레시피

맛 ★★★★
효능 ★★★
---

 1. 프라이팬에 버터를 녹인 뒤 양파와 마늘을 볶다가 옥수수를 넣고 타지 않게 살짝 볶는다. (죽을 만들 때는 재료를 볶지 않는다.)

 2. 살짝 볶은 것에 육수를 넣고 재료가 완전히 익을 때까지 끓인다.

 3. 앞에서 데친 재료를 한꺼번에 넣고 믹서나 핸드그라인더로 1분 이상 분쇄한다. (죽으로 조리하려면 밥 1공기를 준비한다.)

 4. 갈아낸 재료 전부를 냄비에 넣은 뒤 끓여 준다. 우유, 물에 탄 전분, 휘핑크림을 넣으면서 원하는 농도로 만든 뒤, 소금으로 살짝 간을 한다. (죽으로 조리할 때는 전분과 휘핑크림 대신 밥과 참기름을 넣은 뒤 끓인다.)

 5. 수프가 걸쭉하면 물을 보충하면서 농도를 조절한다. 끓여낸 수프를 그릇에 담아낸 후 파슬리 가루와 후추를 뿌린다.

Part 3

뿌리 야채 수프

연근 수프
달래 수프
우엉 뿌리 수프
씀바귀 수프

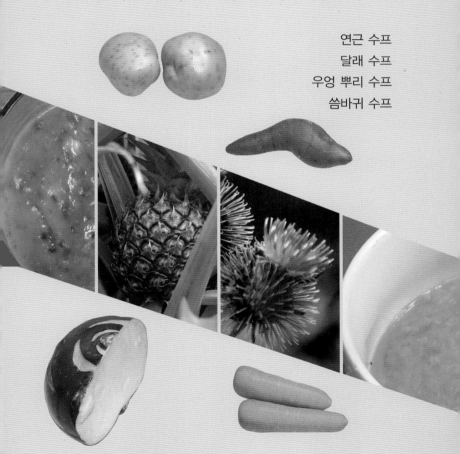

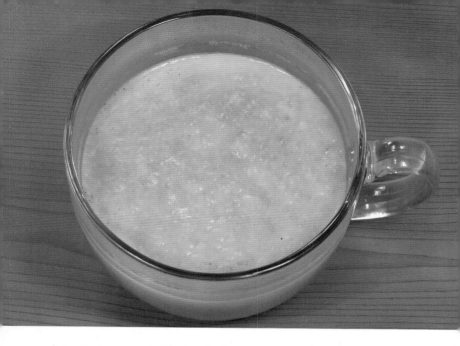

다이어트, 정신 안정에 좋은
연근 수프

연꽃과 여러해살이수생식물 *Nelumbo nucifera* 2m

연꽃은 인도, 동남아시아, 호주, 뉴기니 일대를 원산으로 하는 아시아연꽃(Nelumbo nucifera) 품종과 북미와 카리브해를 원산으로 하는 미국연꽃(Nelumbo lutea) 품종이 있다.

인류가 연꽃을 재배한 것은 약 3천 년 전으로 추정되는데 초기에는 씨앗을 식용할 목적 때문이었다.

연꽃과 문명에 관계된 문헌은 신대륙 이전의 역사 기록이

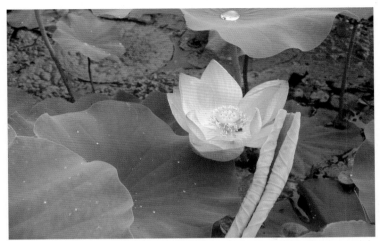

꽃 중앙에 연방(연밥)이 있으면 연꽃, 연방이 없으면 수련이다.

불분명한 북중미보다는 아시아 지역에 많이 남아 있다. 아시아 지역의 연꽃은 불교 및 힌두교와 밀접한 관계가 있을 뿐 아니라 동양 사상과도 관계가 있다.

근착 소식에 의하면 연거푸 발견되는 연꽃과 관련된 다양한 화석들 (주로 연꽃 잎 화석들이다), 그리고 중국의 어느 호수에서 발견된 1,300년 된 연꽃 씨앗이 발아에 성공했다는 점에서 연꽃은 백악기(인간이 존재하지 않았던 1억4550만 년 전

껍질을 까서 얇게
자른 연근

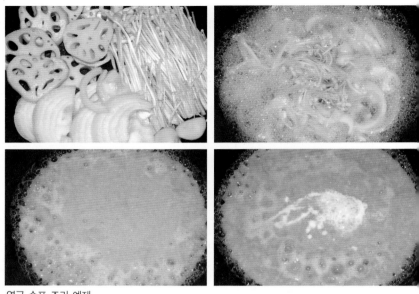

연근 수프 조리 예제

에 시작된 지질 시대 겸 후기 공룡 시대) 때부터 존재한 식물
로 추정된다.

간단히 말해 우리가 흔히 보는 연꽃들은 1억4550만 년 전
백악기 공룡 시대부터 존재했던 식물이라고 한다.

연근의 효능

연꽃의 뿌리를 연근이라고 부른다. 연근 100g당 열량은
67kcal, 탄수화물 16g, 지방 0.07g, 단백질 2g, 식이섬유
2.3g, 비타민 B1, B2, B3, B5, B6, B9, C, E, 콜린, 칼슘,

연근 수프 재료(2~3인분)	
연근	10조각
팽이버섯	100g
양파 작은 것 1개	100g
마늘 2쪽	10g
물	1~2컵
전분	10~20g
버터 또는 카놀라유	2작은술
휘핑크림	1/2컵
소금	적량
후추	적량
샐러리 줄기 1줄	옵션

연근 죽 재료(2인분)	
연근	10조각
팽이버섯	100g
양파 작은 것 1개	100g
고추	2개
마늘 2쪽	10g
밥 1공기	220g
물	1컵
소금	적량
후추	적량
참기름	적량

인, 철분, 칼륨, 아연, 뮤신, 수분 81g이 함유되어 있다.

연근은 해독, 위장병, 감기, 심장병 예방에 효능이 있고 당뇨, 정신 불안, 비만, 저혈당, 항산화, 흡연에 의한 니코틴 해독에도 좋다.

연꽃의 잎은 혈뇨, 꽃은 설사 · 콜레라 · 해열, 종자는 심장을 튼튼하게 해 주고 면역력을 증가시킬 뿐 아니라 고혈압 · 당뇨 · 담석을 예방하는 성분이 있다.

식용 방법

연근은 엿과 간장으로 연근 조림을 만들거나 튀김, 볶음, 수프, 연근 차로 섭취할 수 있다.

연근 수프의 맛

연근의 주성분은 전분이다. 덜 익은 연근은 생감자와 비슷한 맛이다. 수프의 맛은 미세하게 무우 맛과 생감자 맛이 나지만 잘 익히면 단아하고 담백하다. 조리된 수프에 후추를 뿌리면 상당히 맛있다.

레시피 포인트

연근의 단아하고 담백한 맛을 살리기 위해 감자나 양배추 대신 팽이버섯을 넣는다. 연근이 익지 않을 경우 생감자 맛이 나므로 연근을 충분히 익혀야 한다.

연근 수프 레시피

맛 ★★★★★
효능 ★★★☆

 1. 프라이팬에 버터를 녹인 뒤 양파와 마늘(생강)을 볶다가 연근, 팽이버섯을 순서대로 넣으면서 타지 않게 살짝 볶는다. (죽을 조리할 때는 재료를 볶지 않는다.)

 2. 살짝 볶은 것에 물을 넣고 재료가 완전히 익을 때까지 끓인다.

 3. 앞에서 데친 재료를 한꺼번에 넣고 믹서나 핸드그라인더로 1분 이상 분쇄한다.
(죽을 만들려면 밥 1공기를 별도로 준비한다.)

 4. 갈아낸 재료 전부를 냄비에 넣은 뒤 끓인다. 물에 탄 전분과 휘핑크림을 넣고, 소금으로 살짝 간을 한다.
(죽으로 조리할 때는 전분과 휘핑크림 대신 밥과 참기름을 넣고 끓인다.)

 5. 수프가 걸쭉하면 물을 보충하면서 농도를 조절한다. 끓여낸 수프를 그릇에 담아낸 후 파슬리 가루와 후추를 뿌린다.

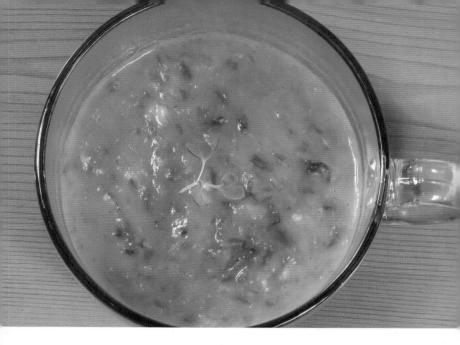

순환계에 좋은
달래 수프

백합과 여러해살이풀 *Allium monanthum* 20~30cm

우리나라와 중국, 일본, 러시아에서 자생하는 달래는 15세기경 《한약 구급방》이라는 책에서 처음 언급된 백합과의 여러해살이풀이다.

우리나라의 산과 들에서 자생하는 달래의 비늘줄기(알 모양 뿌리)는 넓은 난형이고 아래쪽에는 수염뿌리가 달려 있다. 잎은 1~2개씩 달리고 길이 10~30cm, 기다란 선형이다.

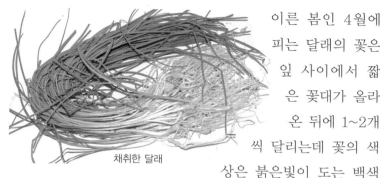

채취한 달래

이른 봄인 4월에 피는 달래의 꽃은 잎 사이에서 짧은 꽃대가 올라온 뒤에 1~2개씩 달리는데 꽃의 색상은 붉은빛이 도는 백색이고 꽃잎은 6개, 암술머리는 3개로 갈라진다.

우리나라에는 달래 외에 산에서 자라는 '산달래'가 있는데 맛은 달래와 비슷하다.

전설에 따르면 중국의 명의 '화타'가 급성 소화 불량으로 죽어 가는 사람을 주변 풀밭에서 구한 약초로 구조했는데 이

달래밭

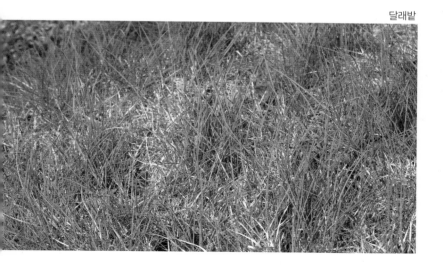

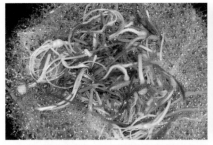
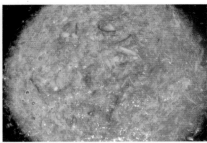
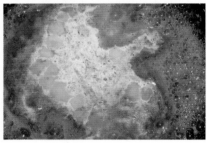

달래 수프 조리 예제

때 화타가 사용한 약초
가 달래라고 한다.

달래의 효능

달래 100g당 열량은
27kcal, 탄수화물 7g,
단백질 3.3g, 식이섬유 1.3g, 비타민 A, B1, B2, B6, B9, C,
E, 아연, 인, 지질, 철분, 칼륨, 칼슘, 회분을 함유하고 있다.

양파류 식물이기 때문에 황화합물을 함유, 혈중 콜레스테
롤 수치를 낮추고 소화, 강장, 순환, 가슴 통증, 불면증에 효
능이 있고 기를 보한다.

식용 방법

된장국, 부침, 찌게, 볶음, 샐러드로 섭취한다.

달래 수프의 맛

달래 수프의 맛은 상큼하고 부드럽고 온화하다. 후추를 뿌린 뒤 섭취한다.

레시피 포인트

달래 고유의 맛을 즐기려면 양배추를, 더 상큼한 맛을 즐기려면 양배추 대신 감자를 사용한다. 달래는 믹서로 잘 분쇄되지 않으므로 1분 이상 분쇄한다.

달래 수프 재료(2~3인분)	
달래	1묶음
양배추 잎 3~5장	100g
양파 작은 것 1개	100g
고추	1개
생강 1쪽	5g
물	1컵
전분	10~20g
버터 또는 카놀라유	2작은술
휘핑크림	1/2컵
소금	적량
후추	적량
샐러리 줄기 1줄	옵션

달래 죽 재료(2인분)	
달래	1묶음
양배추 1~3장	50g
양파 작은 것 1개	100g
고추	2개
마늘 2쪽	10g
밥 1공기	220g
물	1컵
소금	적량
후추	적량
참기름	적량

달래 수프 레시피

맛 ★★★★
효능 ★★★

 1. 프라이팬에 버터를 녹인 뒤 양파와 생강(마늘)을 볶다가 양배추, 달래 순서로 넣으면서 타지 않게 살짝 볶는다. (죽을 조리할 때는 재료를 볶지 않는다.)

 2. 살짝 볶은 것에 물을 넣고 재료가 완전히 익을 때까지 끓인다.

 3. 앞에서 데친 재료를 한꺼번에 넣고 믹서나 핸드그라인더로 1분 이상 분쇄한다.
(죽을 만들려면 밥 1공기를 별도로 준비한다.)

 4. 갈아낸 재료 전부를 냄비에 넣은 뒤 끓인다. 물에 탄 전분과 휘핑크림을 넣고, 소금으로 살짝 간을 해 준다.
(죽으로 조리할 때는 전분과 휘핑크림 대신 밥과 참기름을 넣고 끓인다.)

 5. 수프가 걸쭉하면 물을 보충하면서 농도를 조절한다. 끓여낸 수프를 그릇에 담아낸 후 파슬리 가루와 후추를 뿌린다.

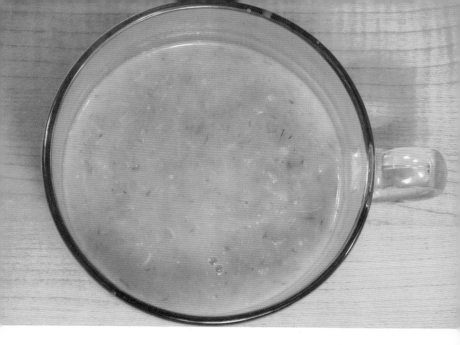

부종, 다이어트, 변비에 좋은
우엉 뿌리 수프

국화과 두해살이풀 *Arctium lappa* 1~3m

유라시아 원산인 우엉은 높이 1~3m로 자라는 국화과의 두해살이풀이다. 우리나라에서는 이 식물의 뿌리를 우엉이라고 부르며 김밥 등에 넣어 먹는다.

한때는 중국 원산이라고 알려져 있지만 유럽과 아시아의 온대 지역마다 우엉이 자생하는 것으로 확인되어 지금은 유라시아 온대 지역을 우엉의 자생지라고 하는데 우리나라의

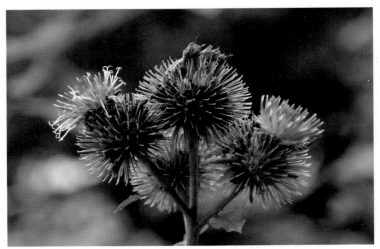

우엉 꽃

경우엔 귀화 식물로 추정하고 있다.

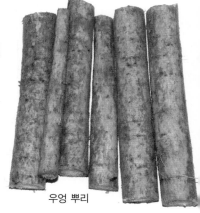

우엉은 3월 말~4월 중순 사이에서 뿌리에서 잎이 올라온 뒤 부채처럼 자란다. 늦봄이면 우엉의 줄기가 대나무 자라듯 쑥쑥 자라서 7월경에는 높이 2m까지 자란다.

이 무렵 개화하는 우엉의 꽃은 머리모양화서에서 자잘한 꽃들

우엉 뿌리

이 도깨비 구슬처럼 모여달리는데 흡사 엉경퀴 꽃과 비슷하다.

우엉의 열매는 가을에 성숙하는데 쥐방울만한 열매에는 날

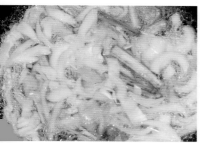
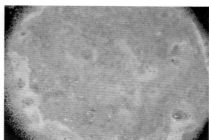
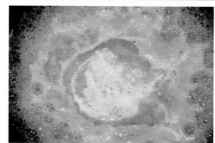

카로운 뿔이 촘촘히 나
있어 도깨비 방울처럼
보인다.

　우엉의 열매는 우방
자라고 하며 약용하고
뿌리는 우엉 반찬을 만
들어 먹는다.

우엉 수프 조리 예제

우엉의 효능

　생 우엉 뿌리의 100g당 열량은 72kcal, 탄수화물 17g, 당
분 2.9g, 식이섬유 3.3g, 지방 0.15g, 단백질 1.5g, 비타민
B1, B2, B3, B5, B6, B9, C, E, K, 칼슘, 철분, 마그네슘, 망
간, 인, 칼륨, 아연, 폴리페놀 등이 함유되어 있는데 비타민
함량은 무시해도 될 정도로 소량 함유되어 있다.

　우엉 뿌리의 효능은 이뇨 , 발한, 혈액 정화 효능이 있고 항

우엉 수프 재료(2~3인분)	
가는 우엉 뿌리 1줄	100g
양배추 잎 3~5장	100g
양파 작은 것 1개	100g
생강 1~2쪽	5~10g
물	1~2컵
전분	10~20g
버터 또는 카놀라유	1큰술
휘핑크림	1/2컵
소금	적량
후추	적량
샐러리 줄기 1개	옵션

우엉 죽 재료(2인분)	
가는 우엉 뿌리 1줄	100g
양배추 잎 1~3장	50g
양파 작은 것 1개	100g
청양고추	2개
마늘 2쪽	10g
밥 1공기	220g
물	1컵
소금	적량
후추	적량
참기름	적량

암 대체 요법으로 우엉차를 우려 마신다. 우엉의 종자는 감기
에 효능이 있다.

식용 방법

우엉 뿌리는 김밥 속재료나 볶음, 절임, 튀김, 우엉 차로 섭

취할 수 있다. 잘게 찢어서 돼지 고기 요리와 된장국에 야채처럼 넣을 수 있다.

서구권에서는 이탈리아, 브라질 등이 우엉 뿌리를 식용하는 나라들이고, 영국에서는 우엉과 민들레 성분으로 차를 제조한다. 다이어트 붐으로 우엉을 먹는 나라는 점점 많아지고 있다.

우엉 수프의 맛

우엉 수프의 맛은 담백하고 미세하게 달달하다. 조리된 수프에 후추를 뿌린 후 섭취하면 맛있다.

레시피 포인트

우엉은 육질이 두터우므로 곱게 분쇄되지 않고 두꺼운 실처럼 분쇄된다. 믹서로 분쇄할 때 1분 이상 분쇄한다. 우엉 반찬을 맛있게 만드는 방법으로는 삶은 우엉을 믹서로 잠깐 가는 방법이 있다.

우엉 수프 레시피

맛 ★★★★★
효능 ★★★

 1. 프라이팬에 버터를 녹인 뒤 양파와 생강(마늘)을 볶다가 양배추, 우엉을 넣으면서 타지 않게 살짝 볶는다. (죽으로 조리할 때는 재료를 볶지 않는다.)

 2. 살짝 볶은 것에 물이나 육수를 넣고 재료가 완전히 익을 때까지 끓인다.

 3. 앞에서 데친 재료를 한꺼번에 넣고 믹서나 핸드그라인더로 1분 이상 분쇄한다.
(죽으로 조리할 때는 밥 1공기를 준비한다.)

 4. 갈아낸 재료 전부를 냄비에 넣은 뒤 끓인다. 물에 탄 전분과 휘핑크림을 넣고, 소금으로 살짝 간을 한다.
(죽으로 조리할 때는 전분과 휘핑크림 대신 밥과 참기름을 넣고 끓인다.)

 5. 수프가 걸쭉하면 물을 보충하면서 농도를 조절한다. 끓여낸 수프를 그릇에 담아낸 후 파슬리 가루와 후추를 뿌린다.

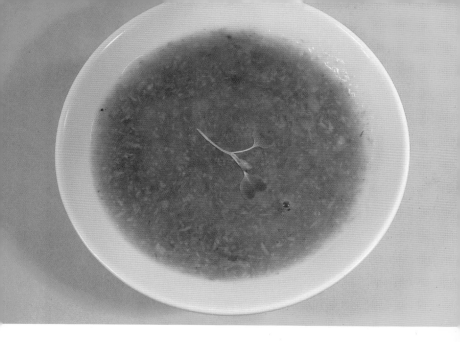

혈액 순환에 좋은
씀바귀 수프

국화과 여러해살이풀 *Ixeridium dentatum* 50cm

　우리나라의 중부 이남 산야에서 자생하며 중국, 일본에도 분포한다. 흔히 잎과 뿌리를 나물로 식용하는데 이를 씀바귀 나물이라고 부른다. 잎과 줄기에서 나오는 흰색 유즙이 쓴맛을 내는 성분이다.

　씀바귀의 줄기는 높이 25~50cm로 자라고 줄기 상단부에서 잔가지가 갈라진다. 뿌리에서 올라온 잎은 잎자루가 있고

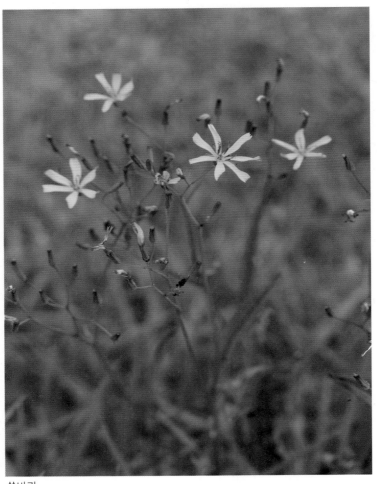
씀바귀

줄기 잎은 잎자루가 없다. 잎의 가장자리는 치아 모양의 톱니
가 있다.

5~7월에 피는 꽃은 황색이고 꽃잎처럼 보이는 설상화는

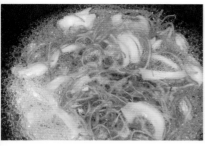
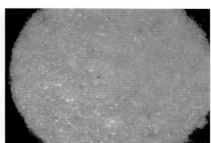
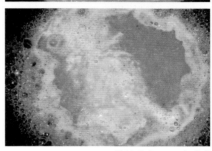

보통 5~8개, 꽃잎 수는 5~8개이고 흰색 꽃이 피는 것은 '흰씀바귀', 꽃잎 수가 20여 개 내외인 것은 '노랑선씀바귀', 꽃잎 수가 20여 개

씀바귀 수프 조리 예제

내외이면서 흰색 꽃이 피는 것은 '선씀바귀', 바닷가 해변에서 자라면서 잎이 연잎처럼 둥근 것은 '갯씀바귀', 잎의 크기가 작고 주걱 모양인 것은 '좀씀바귀', 잎이 길고 가장자리가 밋밋하면서 하단부에 톱니가 있는 것은 '벋은씀바귀', 잎이 창처럼 긴 것은 '벌씀바귀'이다.

공통적으로 잎과 줄기를 자르면 흰색 유즙이 흐른다. 이들 씀바귀 종류는 대부분 씀바귀 나물이라고 부르며 봄 나물로 식용한다.

씀바귀의 효능

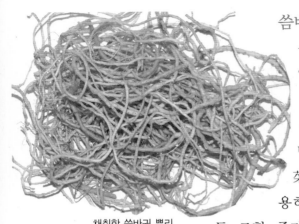

채취한 씀바귀 뿌리

씀바귀 100g의 열량은 39g, 비타민 A, B, C를 함유하고 있다. 한방에서는 고채(苦茶)라고 부르며 약용하는데 해열, 해독, 조혈, 종기, 염증, 간염, 혈액순환, 항암에 유효한 성분이 함유되어 있다.

식용 방법

꽃이 피기 전의 씀바귀 어린 잎을 채취하거나 뿌리를 채취해 나물로 무쳐 먹는다. 초고추장에 무쳐 먹거나 오이 무침에 섞어서 무쳐 먹는다.

씀바귀 수프 맛

씀바귀 수프의 맛은 쌉싸름하다.
조리된 수프에 후추를 뿌린 후 섭취하면 먹을 만하다.

레시피 포인트

씀바귀 뿌리는 육질이 두터우므로 곱게 갈리지 않는다. 씀바귀 뿌리를 믹서로 분쇄할 때는 1분 이상 분쇄한다. 씀바귀의 쓴 맛을 제거하려면 소금물에 씀바귀를 먼저 데친 후 물에 여러 번 짜내어 쓴 맛을 제거한 뒤 버터에 볶는다. 씀바귀를 넣는 분량이 많으면 쓴 맛이 강해지므로 소량만 넣는다.

씀바귀 수프 재료(2~3인분)	
씀바귀 뿌리	50g
감자 1/2개	100g
양파 작은 것 1개	100g
생강 반쪽	5g
물	1~2컵
전분	10~20g
버터 또는 카놀라유	1큰술
휘핑크림	1/2컵
소금	적량
후추	적량
샐러리 줄기 1줄	옵션

씀바귀 죽 재료(2인분)	
씀바귀 뿌리	20가닥
양배추 1~3장	50g
양파 작은 것 1개	100g
청양고추	2개
마늘 1~2쪽	5~10g
밥 1공기	220g
물	1컵
소금	적량
후추	적량
참기름	적량

씀바귀 수프 레시피

맛 ★★★☆
효능 ★★★

 1. 프라이팬에 버터를 녹인 뒤 양파와 생강(마늘) 을 볶다가 감자, 양배추, 씀바귀를 순서대로 넣 으면서 타지 않게 살짝 볶는다. (죽으로 조리할 때는 재료를 볶지 않는다.)

 2. 살짝 볶은 것에 물이나 육수를 넣고 재료가 완 전히 익을 때까지 끓인다.

 3. 앞에서 데친 재료를 한꺼번에 넣고 믹서나 핸 드그라인더로 1분 이상 분쇄한다. (죽으로 조리하려면 밥 1공기를 준비한다.)

 4. 갈아낸 재료 전부를 냄비에 넣은 뒤 끓인다. 물에 탄 전분과 휘핑크림을 넣고, 소금으로 살 짝 간을 한다. (죽으로 조리할 때는 전분과 휘핑크림 대신 밥 과 참기름을 넣고 끓인다.)

 5. 수프가 걸쭉하면 물을 보충하면서 농도를 조 절한다. 끓여낸 수프를 그릇에 담아낸 후 파슬 리 가루와 후추를 뿌린다.

Part 4

약초·허브 수프

루꼴라(로켓) 수프
참취(취나물) 수프
왜당귀(당귀) 수프
산마늘 수프
곰취 수프
두릅 수프
꾸지뽕 잎 수프
왕고들빼기 수프
인삼 수프
홍화(잇꽃) 수프

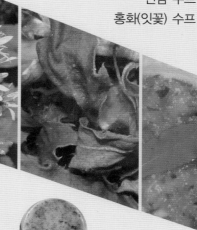

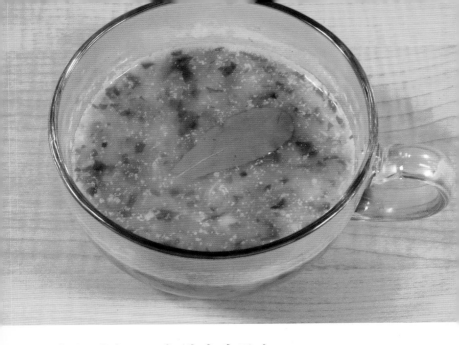

피부 미용, 노화 예방에 좋은
루꼴라(로켓) 수프

십자화과 한해살이풀 *Eruca sativa* 0.2~1m

　루꼴라는 허브의 하나로 무처럼 생겼지만 잎이 얇고 부드러운 약간의 단맛이 있는 매운맛 계열 허브이다. 우리나라에서는 루꼴라 잎을 피자에 토핑하는 것이 유행하면서 알려졌지만 서양에서는 흔히 먹는 샐러드 채소 중 하나이다. 이탈리아에서는 루꼴라(Rucola), 영어권에서는 로켓(Rocket) 샐러드, 또는 이탈리아 방언인 아루굴라(Arugula)라는 이름으로

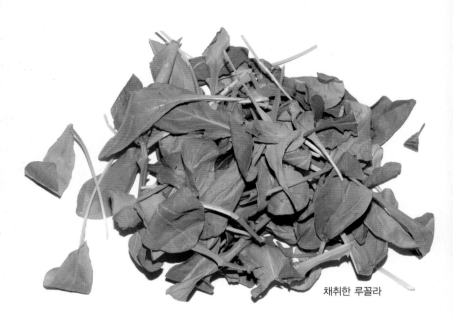

채취한 루꼴라

불린다.

지중해 연안과 시리아, 레바논, 모로코, 포르투갈이 원산지
인 루꼴라는 고대 로마에서부터 재배하였고 후에 중부 유럽
에 전래된 뒤 독일에서 샐러드용 채소로 소비되었지만 매운
맛 때문에 큰 인기를 얻지 못했다. 지금은 서양에서도 매운
맛 붐이 불면서 샐러드 요리의 매운 맛을 내기 위한 채소로
흔히 사용한다.

루꼴라의 원줄기는 높이 20~100cm로 자라고 뿌리에서 올
라온 잎은 열무 잎처럼 생겼지만 작고 부드럽고 털이 없다.

꽃은 지름 2~4cm이고 무 꽃과 비슷한 보랏빛이 도는 흰색
꽃이 핀다.

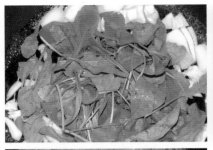

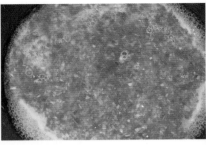

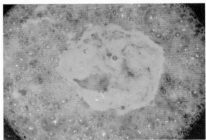

루꼴라 수프 조리 예제

루꼴라의 효능

루꼴라 잎에는 단백질, 겨자 성분, 루테인, 베타카로틴, 글루코시놀레이트, 설포라판, 엽산, 요오드가 함유되어 있다. 루꼴라의 겨자 성분은 매운 맛을 내는 주성분이다.

루꼴라에는 피부 미용, 소염, 노화 예방, 심혈관 질환, 암을 예방하는 성분이 함유되어 있다. 루꼴라의 종자는 당뇨에 좋은 성분이 함유되어 있다.

루꼴라는 시금치와 비슷하게 결석에는 좋지 않으므로 신장 결석 환자는 섭취를 피하는 것이 좋다.

식용 방법

루꼴라를 즐겨 먹는 나라는 이탈리아인데 주로 피자에 토

루꼴라 수프 재료(2인분)	
루꼴라 잎	10g
양배추 잎 1~2장	50g
양파 작은 것 반쪽	50g
생강 1쪽	10g
물	1~2컵
전분	10~20g
버터 또는 올리브유	1작은술
휘핑크림	1/2컵
소금	적량
후추	적량

루꼴라죽 재료(2인분)	
루꼴라 잎	10g
양배추 잎 1~2장	50g
양파 작은 것 1개	100g
밥 1공기	220g
생강 1쪽	10g
마늘 1쪽	5g
볶은 깨	적량
물	1~2컵
소금	적량
후추	적량
참기름	적량

핑하는 야채로 사용하거나 매운 맛 샐러드로 섭취한다.

루꼴라 수프의 맛

조리된 수프를 그릇에 담아낸 뒤 후추를 뿌린 후 섭취한다. 생강의 강한 맛과 달듯 말듯한 루꼴라의 맛이 환상적인 궁합을 보여 준다. 맛있는 수프 요리 중의 하나이다.

레시피 포인트

고지방 섭취를 피해야 할 경우 재료를 볶지 않고 데쳐도 상관없지만 맛은 조금 떨어진다. 수프를 조리할 때 생강을 사용하면 강한 향미의 수프가 된다.

루꼴라는 한 번에 다량 섭취하는 것을 피하는 것이 좋고 보통 10g 이내만 섭취한다.

수프를 조리할 때도 루꼴라 잎 10g 정도만 준비해도 충분히 맛있는 수프가 나온다.

루꼴라 수프 레시피

맛 ★★★★★
효능 ★★★☆

 1. 프라이팬에 버터를 녹인 뒤 양파와 생강(마늘)을 볶다가 양배추, 루꼴라를 순서대로 넣으면서 타지 않게 살짝 볶는다. (죽을 만들 때는 재료를 볶지 않는다.)

 2. 살짝 볶은 것에 루꼴라 잎과 물을 넣고 재료가 완전히 익을 때까지 끓인다.

 3. 앞에서 데친 재료를 한꺼번에 넣고 믹서나 핸드그라인더로 30초 이상 분쇄한다.
(죽으로 조리할 때는 밥 1공기를 준비한다.)

 4. 갈아낸 재료 전부를 냄비에 넣은 뒤 끓여 준다. 물에 탄 전분과 휘핑크림을 넣어 원하는 농도로 만든 뒤, 소금으로 살짝 간을 한다. (죽으로 조리할 때는 휘핑크림 대신 밥과 참기름을 넣은 뒤 끓인다.)

 5. 수프가 걸쭉하면 물을 보충하면서 농도를 조절한다. 끓여낸 수프를 그릇에 담아낸 후 파슬리 가루와 후추를 뿌린다.

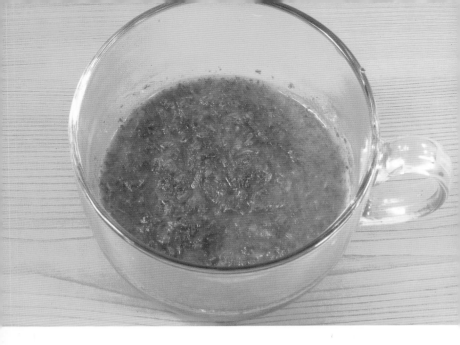

맛있는 나물, 맛있는 수프
참취(취나물) 수프

국화과 여러해살이풀 *Aster scaber* 1~1.5m

우리나라의 산야의 반그늘에서 흔히 자라는 참취는 흔히 '취나물' 이라고 불리며, 취나물이라고 불리는 나물 중에서는 가장 맛있는 나물이다. 음식 중에서는 고급 비빔밥에 들어가는 묵나물 용도와 정월 대보름 반찬으로 유명하고 명절 제사 상에도 흔히 오른다.

참취의 뿌리에서 올라온 잎은 꽃이 필 때 시들고 원줄기는 높이 1.5m 이내로 자란다. 원줄기의 상단부는 여러 개의 잔가지로 갈라지고 줄기나 잎은 대체적으로 거칠거칠한 질감이 있다. 줄기 하단 잎은 심장형이고 줄기 상단 잎은 어긋나기하며 위로 올라갈수록 잎자루가 점점 짧아지고 잎의 모양은 세모꼴~긴 타원형이다. 하단 잎과 줄기 가운데 잎은 잎자루에 날개가 있고 잎의 가장자리에는 톱니가 있다. 잎을 손으로 만지면 대체적으로 거칠한 질감을 느낄 수 있다.

꽃은 늦여름인 8~10월에 피고 지름 18~24mm의 흰색이다. 꽃은 가지 끝이나 원줄기 끝에 모여 달리고 늦가을에 성숙하는 열매에는 갈색 털이 있다.

취나물의 유사종은 개미취와 갯쑥부쟁이 등이 있는데 이중 개미취의 어린잎은 취나물처럼 식용할 수 있지만 맛은 좋지 않다.

취나물의 효능

취나물의 전초는 동풍채(東風菜), 뿌리는 동풍채근(東風菜根)이라고 부르며 약용한다. 전초에 비타민 같은 미네랄 성분이 함유되어 있다.

잎은 뱀에 물린 상처나 타박상에

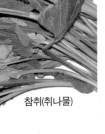

참취(취나물)

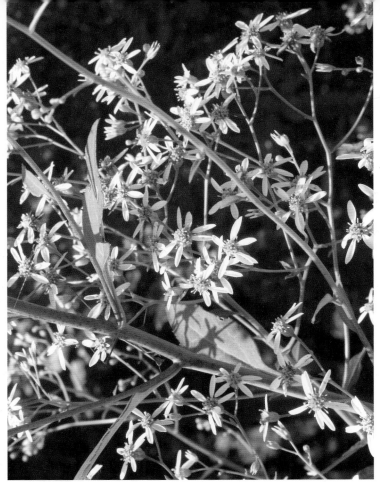

참취(취나물) 꽃

짓이겨 바르면 효능이 있다.

뿌리는 혈액 순환, 복통, 장염, 각종 통증에 효능이 있다.

식용 방법

참취의 싱싱한 어린 잎을 물에 한두 번 데친 후 물기를 짜

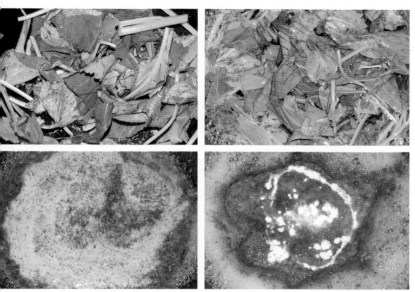

취나물 수프 조리 예제

내고 참기름에 볶아 먹으면 맛있다. 참취의 성숙한 잎은 묵나물로 만든 뒤 제삿날이나 정월 대보름에 취나물을 만들어 먹는다.

취나물 수프의 맛

취나물 수프의 맛은 쌉싸름하고 맛도 괜찮은 편이다. 조리된 수프에 후추를 뿌린 후 섭취하면 더 맛있다.

레시피 포인트

취나물 잎은 육질이 두터우므로 곱게 갈리지 않는다. 취나물을 믹서로 분쇄할 때 1분 이상 분쇄하여 곱게 갈리도록 해준다. 취나물의 쓴 맛을 제거하려면 소금물에 데친 후 물에 짜내어 쓴 맛을 제거한 뒤 준비한다.

취나물 수프 재료(2~3인분)	
취나물	50g
양파 작은 것 1개	100g
생강 반쪽	5g
물	1~2컵
전분	10~20g
버터 또는 카놀라유	1큰술
휘핑크림	1/2컵
소금	적량
후추	적량
샐러리 줄기 1줄	옵션

취나물 죽 재료(2인분)	
취나물	50g
양배추 잎 1~3장	50g
양파 작은 것 1개	100g
청양고추	2개
마늘 1~2쪽	5~10g
밥 1공기	220g
물	1컵
소금	적량
후추	적량
참기름	적량

취나물 수프 레시피

맛 ★★★★
효능 ★★★☆

 1. 프라이팬에 버터를 녹인 뒤 양파와 생강(마늘)을 볶다가 취나물을 순서대로 넣으면서 타지 않게 살짝 볶는다. (죽으로 조리할 때는 재료를 볶지 않는다.)

 2. 위 재료에 물이나 육수를 넣고 재료가 완전히 익을 때까지 끓인다.

 3. 앞에서 데친 재료를 한꺼번에 넣고 믹서나 핸드글라인더로 1분 이상 분쇄한다.
(죽으로 조리하려면 밥 1공기를 준비한다.)

 4. 갈아낸 재료 전부를 냄비에 넣은 뒤 끓인다. 물에 탄 전분과 휘핑크림을 넣고, 소금으로 살짝 간을 한다. (죽으로 조리할 때는 전분과 휘핑크림 대신 밥과 참기름을 넣고 끓인다.)

 5. 수프가 걸쭉하면 물을 보충하면서 농도를 조절한다. 끓여낸 수프를 그릇에 담아낸 후 파슬리 가루와 후추를 뿌린다.

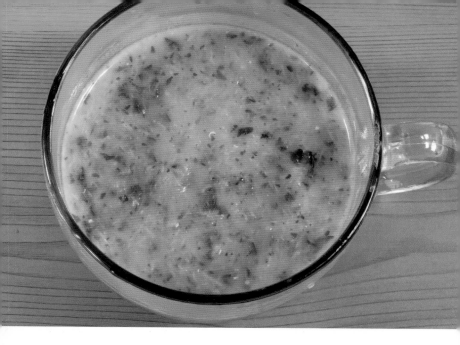

정말 맛있는 약초 수프
왜당귀(당귀) 수프

산형과 여러해살이풀 *Angelica acutiloba* 1m

　시장에서 흔히 보는 당귀 잎은 토종 당귀(참당귀)가 아니라 일본에서 들어온 왜당귀이다. 맛은 토종 당귀가 더 좋지만 워낙 귀하기 때문에 약용 목적으로만 사용하고 식용 당귀는 밭에서 재배하는 왜당귀를 당귀라고 부르며 판매한다. 토종 당귀는 깊은 산에서 드물게 자생하는데 잎은 두텁고 큰 반면 왜당귀는 잎이 얇고 윤채가 있으며 키가 왜소하다. 맛은 서로 비슷하다.

왜당귀의 뿌리잎과 줄기 하단 잎은 잎자루가 길고 털이 없고 잎의 가장자리는 3개씩 1~3회 우상으

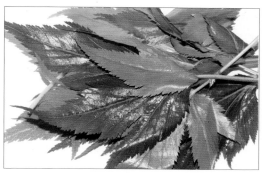

당귀(왜당귀) 잎

로 갈라진다. 작은잎은 길이 5~10cm로서 가장자리에 톱니가 있고 깊게 3개로 갈라진다.

8~9월에 피는 꽃은 흰색이고 원줄기 끝과 가지 끝에서 겹우산모양화서로 무리지어 달린다. 열매는 가을에 성숙하고 긴 타원형이다.

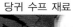

당귀 수프 재료

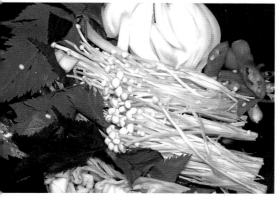

참당귀는 우리나라의 깊은 산에서 자생하는 토종 당귀를 말하며 높이 1~2m로 자란다. 잎의 모양은 왜당귀와 달리 전체적으로 두텁고 줄기 역시 높이 2m로 자라 멀

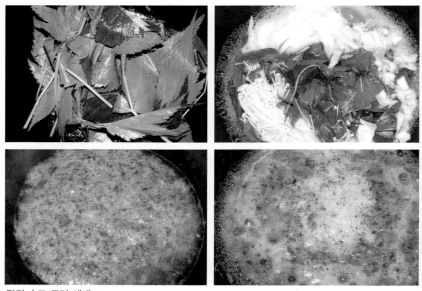
당귀 수프 조리 예제

리서 보면 작은 나무처럼 강건해 보인다. 왜당귀와 달리 참당귀는 비슷한 식물이 많고 그 중 독성 식물도 있다. 따라서 깊은 산에서 참당귀를 만났을 때는 잎을 찢어서 냄새를 맡아야 하는데 당귀 향이 강할 경우 참당귀이고 그렇지 않을 경우 독성 식물이거나 다른 식물이다.

당귀의 효능

왜당귀와 참당귀는 뿌리를 당귀(當歸)라 하며 약용하는데 아무래도 약용 효능은 참당귀가 더 좋다. 늦가을에 채취한 뿌리를 세척한 후 건조시킨 뒤 약용한다.

당귀 수프 재료(2~3인분)	
당귀 잎과 줄기	50g
양파 작은 것 1개	100g
팽이버섯 1/2개	50g
청양고추	1개
생강 반쪽	5g
물	1~2컵
전분	10~20g
버터 또는 카놀라유	1큰술
휘핑크림	1/2컵
소금	적량
후추	적량
샐러리 줄기 1줄	옵션

당귀 죽 재료(2인분)	
당귀 잎과 줄기	50g
양배추 잎 1~3장	50g
양파 작은 것 1개	100g
청양고추	2개
마늘 1~2쪽	5~10g
밥 1공기	220g
물	1컵
소금	적량
후추	적량
참기름	적량

당귀는 혈액 순환, 통증, 골장, 월경 불순, 복통, 마비, 타박상 등에 효능이 있는데 특히 피를 보하는 데 효과가 좋다.

식용 방법

참당귀와 왜당귀의 연한 잎을 식용한다. 상당히 맛있는 약초이지만 가격이 비싸기 때문에 명절 같은 특별한 날에나 먹을 수 있다. 당귀 잎은 일반적으로 육류 요리를 섭취할 때 쌈채소로 사용한다.

당귀 잎, 줄기, 뿌리는 분말을 만들어 당귀전 같은 전을 만들 때 밀가루와 섞어서 사용하는데 이것 역시 상당히 맛있다. 싱싱한 당귀 뿌리는 튀김으로 섭취할 수 있고 말린 뿌리는 삼계탕 같은 요리에 넣어 먹거나 차로 우려 마신다.

당귀 수프의 맛

당귀 수프의 맛은 상당히 맛있다. 조리된 수프에 후추를 뿌린 후 섭취하면 아주 맛나다.

레시피 포인트

당귀 잎은 육질이 날카로운 종잇장 같으므로 곱게 갈리지 않는다. 잎을 믹서로 분쇄할 때 1분 이상 분쇄한다. 당귀는 쓴 맛이 거의 없으므로 물에 데치지 않고 바로 사용한다.

당귀 수프 레시피

맛 ★★★★★
효능 ★★★☆

 1. 프라이팬에 버터를 녹인 뒤 양파와 생강(마늘)을 볶다가 고추, 팽이버섯, 당귀 잎을 순서대로 넣으면서 타지 않게 살짝 볶는다. (죽으로 조리할 때는 재료를 볶지 않는다.)

 2. 앞의 재료에 물이나 육수를 넣고 재료가 완전히 익을 때까지 끓인다.

 3. 앞에서 데친 재료를 한꺼번에 넣고 믹서나 핸드글라인더로 1분 이상 분쇄한다. (죽으로 조리하려면 밥 1공기를 준비한다.)

 4. 갈아낸 재료 전부를 냄비에 넣은 뒤 끓인다. 물에 탄 전분과 휘핑크림을 넣고, 소금으로 살짝 간을 한다. (죽으로 조리할 때는 전분과 휘핑크림 대신 밥과 참기름을 넣고 끓인다.)

 5. 수프가 걸쭉하면 물을 보충하면서 농도를 조절한다. 끓여낸 수프를 그릇에 담아낸 후 파슬리 가루와 후추를 뿌린다.

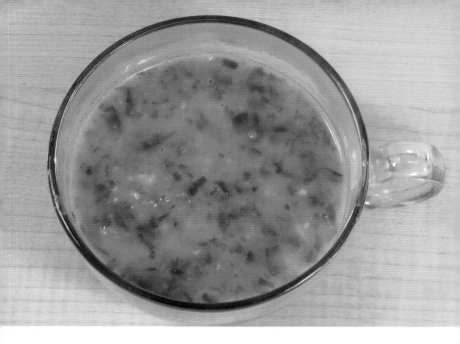

위장 질환에 특히 좋은
산마늘 수프

백합과 여러해살이풀 *Allium ochotense Prokh.* 40~70cm

   산마늘은 울릉도 특산의 '울릉산마늘'의 잎을 말한다. 육지의 깊은 산에서 자생하는 유사한 식물은 '산마늘'이라고 부르는데 둘 다 잎을 식용할 목적으로 꽃이 피기 전의 잎을 수확해 사용할 수 있다. 원래 산마늘 잎은 장아찌용 음식이었지만 수프의 재료로도 손색이 없다.

   울릉산마늘은 공해가 없는 울릉도의 활엽수림과 성인봉 주

위에서 군락을 이루며 자란다. 울릉산마늘의 잎은 뿌리에서 올라온 뒤 포기당 2~3개씩 달린다.

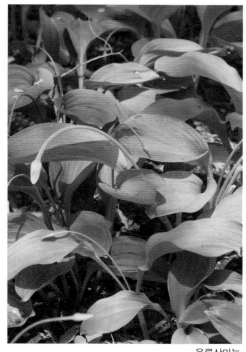
울릉산마늘

잎의 모양은 타원형~긴 타원형이고 잎의 길이는 20~30cm이다. 울릉산마늘의 잎은 강원도의 깊은 산에서 자생하는 '산마늘' 잎에 비해 기다란 편이다.

5~7월이면 잎 사이에서 긴 꽃대가 올라온 뒤 울릉산마늘의 꽃이 개화한다. 꽃은 우산모양화서로 달리고 색상은 연한 황색이다.

울릉산마늘은 장수 식물이라는 뜻에서 '명이나물' 이라 불리면서 외지인에게 높은 가격에 판매된다. 이 때문에 울릉도에서도 남획이 심하다고 한다.

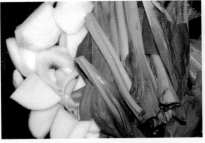

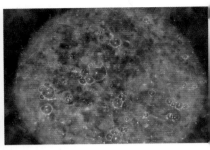

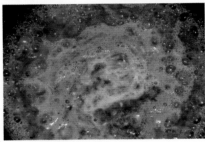

산마늘 수프 조리 예제

울릉산마늘의 효능

울릉산마늘 또는 산마늘의 비늘줄기(두툼한 뿌리)를 약용한다. 심복통, 복부 추위, 소화 불량, 유정, 해독, 종기, 이뇨에 효능이 있고 위를 보한다. 독충에 물린 상처에 짓찧어 바른다.

식용 방법

우리 나라는 울릉산마늘 잎과 산마늘 잎으로 장아찌를 담가 먹는데 이 장아찌는 삼겹살

채취한 울릉산마늘

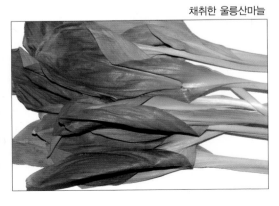

산마늘 수프 재료(2~3인분)	
산마늘 잎 6장	80g
감자 1/2개	100g
양파 작은 것 1개	100g
생강 1쪽	5g
물	1컵
버터 또는 카놀라유	1큰술
휘핑크림	1/2컵
소금	적량
후추	적량

산마늘 죽 재료(2인분)	
산마늘 잎 6장	80g
양배추 잎 1~3장	50g
양파 작은 것 1개	100g
청양고추	2개
마늘 1~2쪽	5~10g
밥 1공기	220g
물	1컵
소금	적량
후추	적량
참기름	적량

같은 육류 요리를 싸 먹을 때 사용한다.

일본 홋카이도의 아이누 원주민들은 산마늘 잎을 수프나 국물 요리에 사용한다.

시베리아에서는 산마늘의 어린 잎을 식용한다.

산마늘 수프의 맛

산마늘 수프의 맛은 담백하고 부드럽다. 조리된 수프에 후추를 뿌린 뒤 섭취하면 맛있다.

레시피 포인트

산마늘 잎은 비싼 나물이다. 구입을 하더라도 수량이 적으므로 조리 후 섭취할 수 있는 양이 적다. 감자와 함께 수프를 만들면 조리량을 두 배로 늘릴 수 있다.

산마늘 수프 레시피

맛 ★★★★☆
효능 ★★★

 1. 프라이팬에 버터를 녹인 뒤 양파, 생강(마늘)을 볶다가 감자, 산마늘을 순서대로 넣으면서 타지 않게 살짝 볶는다. (죽으로 조리할 때는 재료를 볶지 않는다.)

 2. 살짝 볶은 것에 물을 넣고 재료가 완전히 익을 때까지 끓인다.

 3. 앞에서 데친 재료를 한꺼번에 넣고 믹서나 핸드그라인더로 1분 이상 분쇄한다.
(죽으로 조리하려면 밥 1공기를 준비한다.)

 4. 갈아낸 재료 전부를 냄비에 넣은 뒤 끓인다. 물에 탄 전분과 휘핑크림을 넣고, 소금으로 살짝 간을 한다.
(죽으로 조리할 때는 전분과 휘핑크림 대신 밥과 참기름을 넣고 끓인다.)

 5. 수프가 걸쭉하면 물을 보충하면서 농도를 조절한다. 끓여낸 수프를 그릇에 담아낸 후 파슬리 가루와 후추를 뿌린다.

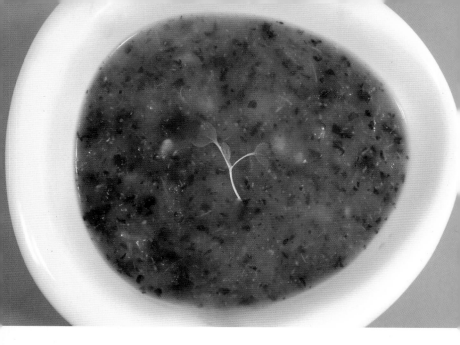

기침, 감기, 객혈에 좋은
곰취 수프

국화과 여러해살이풀 *Ligularia fischeri* 1~2m

우리나라, 중국, 시베리아, 네팔의 깊은 산과 늪초원, 계곡 가에서 자생하는 국화과 식물 곰취는 어린 잎에서 향긋한 향이 나는 향미 약초로 가정 주부들에게 인기가 있다. 그 이름은 곰이 사는 깊은 산에서 나는 취나물이란 뜻에서 붙었다고 한다.

곰취의 원줄기는 높이 1~2m로 자란다. 가을이면 목본 식물이 아닐까 의심이 갈 정도로 지팡이를 꽂아놓은 것처럼 강건하게 성장한 모습을 볼 수 있다.

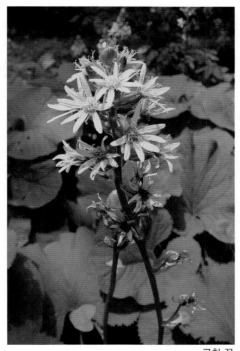

곰취 꽃

꽃은 7~9월에 황색으로 개화하는데 작은 국화 꽃처럼 생긴 황색 꽃들이 총상화서로 모여 달린다.

잎은 부채보다 큰데 봄에 수확한 어린 잎은 향미 채소로 사용하고 조금 더 자란 잎은 볶음 반찬으로 사용한다.

흔히 산나물의 왕이라는 별명이 있는 곰취는 산나물 중에서는 향이 가장 좋고 맛있는 나물로 정평나 있다. 이러한 장점에도 불구하고 곰취를 식용하는 나라는 우리나라밖에 없는 듯한데 최근 들어 해외의 원예 애호가 사이에서도 점점 소문이 나고 있는 듯하다.

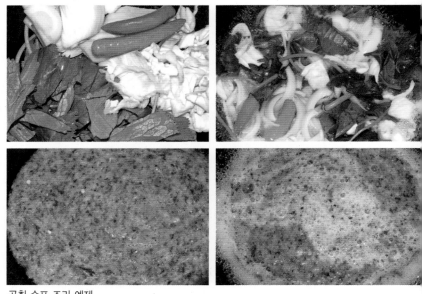

곰취 수프 조리 예제

곰취의 효능

곰취 100g에는 비타민
A, B1, B2, B6, C, E,
식이섬유, 단백질 등
을 함유하고 있는데
특히 식이섬유와 비
타민 B 계열의 베타
카로틴 성분을 많이
함유하고 있다.

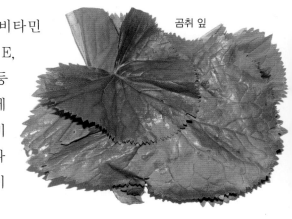

곰취 잎

곰취 수프 재료(2~3인분)	
곰취	100g
양배추 잎 3~5장	100g
양파 작은 것 1개	100g
샐러리 줄기	1개
생강 1쪽	5g
물	1~2컵
전분	10~20g
버터 또는 카놀라유	1큰술
휘핑크림	1/2컵
소금	적량
후추	적량

곰취 죽 재료(2인분)	
곰취	50g
양배추 잎 1~3장	50g
양파 작은 것 1개	100g
샐러리 줄기	11개
청양고추	2개
마늘 1~2쪽	5~10g
밥 1공기	220g
물	1컵
소금	적량
후추	적량
참기름	적량

곰취는 혈액 순환, 통증, 기침, 가래, 객혈, 백일해, 노화 예방, 피부 미용, 변비에 효능이 있다.

식용 방법

손바닥 크기의 어린 잎은 향미 쌈 채소로 식용한다. 조금
더 큰 잎은 볶음 반찬으로 식용한다.

곰취 수프의 맛

곰취 수프의 맛은 미세하게 쌉싸름하다. 조리된 수프에 후
추를 뿌린 후 섭취하면 맛있다.

레시피 포인트

곰취 잎은 육질이 두터우므로 곱게 갈리지 않는다. 믹서로
분쇄할 때는 1분 이상 분쇄한다. 곰취의 무거운 맛을 중화하
기 위해 샐러리 줄기 1개를 준비한다. 샐러리 줄기가 없을 경
우 생략한다. 샐러리는 생강, 양파를 볶을 때 다진 것을 함께
볶으면 된다.

곰취 수프 레시피

맛 ★★★★
효능 ★★★

 1. 프라이팬에 버터를 녹인 뒤 양파, 생강(마늘), 다진 샐러리, 고추를 볶다가 양배추, 곰취 순서로 넣으면서 타지 않게 살짝 볶는다. (죽으로 조리할 때는 재료를 볶지 않는다.)

 2. 살짝 볶은 것에 물이나 육수를 넣고 재료가 완전히 익을 때까지 끓인다.

 3. 앞에서 데친 재료를 한꺼번에 넣고 믹서나 핸드그라인더로 1분 이상 분쇄한다.
(죽으로 조리하려면 밥 1공기를 준비한다.)

 4. 갈아낸 재료 전부를 냄비에 넣은 뒤 끓인다. 물에 탄 전분과 휘핑크림을 넣고, 소금으로 살짝 간을 한다.
(죽으로 조리할 때는 전분과 휘핑크림 대신 밥과 참기름을 넣고 끓인다.)

 5. 수프가 걸쭉하면 물을 보충하면서 농도를 조절한다. 끓여낸 수프를 그릇에 담아낸 후 파슬리 가루와 후추를 뿌린다.

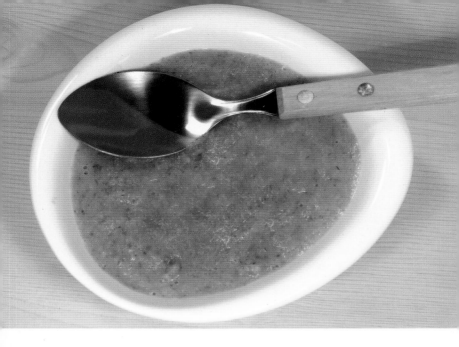

혈액 순환, 류머티즘, 감기에 좋은

두릅 수프

두릅나무과 여러해살이풀 *Aralia cordata* 2m

　두릅나물의 종류는 나무두릅이라고 불리는 '두릅나무' 의 새순, '땃두릅나무' 의 새순, 땅에서 나는 두릅이라고 불리는 '독활' 의 새순, '땅두릅' 의 새순이 있다. 나무두릅은 가격이 비싸기 때문에 시장에서 좀처럼 만날 수 없는 반면, 땅두릅은 동네 채소 가게에서도 제철이면 흔히 만날 수 있다.

　사실 가정이나 음식점에서 흔히 먹는 두릅은 거의 다 땅두

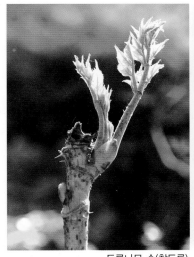
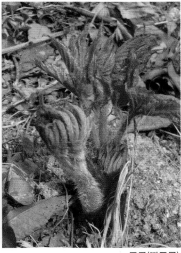

두릅나무 순(참두릅)　　　　　　두릅(땅두릅)

릅이고 대부분 독활의 새순이거나 개량종의 새순이다.

두릅과 비슷한 나물은 음나무(엄나무) 순인 '개두릅'과 참 죽나무 순인 '가죽나물'이 있다. 가죽나물은 향기가 고약하 고, 음나무 순은 한약재 향기이지만 둘 다 향미가 땅두릅에 비해 못하다.

그러므로 수프 재료로 사용하는 두릅 나물은 제철이면 채 소 가게에서 쉽게 구할 수 있는 독활의 새순을 사용하는데 보 통은 '두릅' 또는 '땅두릅'이란 이름으로 판매하고 있다.

가장 맛있는 두릅은 두릅나무 새순인데 흔히 '참두릅'이라 고 불린다. 이 참두릅은 채소 가게가 아닌 농산물 도매상이나 한약방 골목의 약초 노점상에서 구입할 수 있다.

참고로 나무두릅 종
류는 새순의 밑 부분이
목질로 되어 있으므로
땅두릅과 구별할 수
있다.

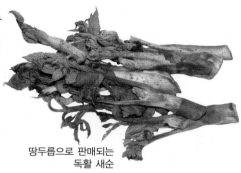

땅두릅으로 판매되는
독활 새순

두릅의 효능

땅두릅인 독활은 한방에서 뿌리를 약용하지만 새순에도 비
슷한 효능이 있을 것으로 추정된다.

독활의 뿌리는 이뇨, 종기, 신경통, 두통, 혈액 순환, 지통,

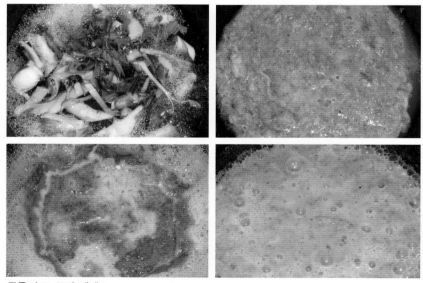

두릅 수프 조리 예제

두릅 수프 재료(2~3인분)	
두릅	5~6개
양파 작은 것 1개	100g
생강 1쪽	5g
물	1컵
전분	10~20g
버터 또는 카놀라유	2작은술
휘핑크림	1/2컵
소금	적량
후추	적량
샐러리 줄기 1줄	옵션

두릅 죽 재료(2인분)	
두릅	5~6개
양파 작은 것 1개	100g
청양고추	2개
마늘 2쪽	10g
밥 1공기	220g
물	1컵
소금	적량
후추	적량
기름	적량

기침, 류머티즘에 효능이 있다.

일반적으로 혈액 순환, 감기, 혈액 부족으로 발생하는 신경통 약으로 사용한다.

식용 방법

두릅은 뜨거운 물에 데친 뒤 초고추장에 찍어 먹는 것이 일반적인 섭취 방법이지만 고추장 볶음 요리나 졸임으로도 섭취할 수 있다.

두릅 수프의 맛
두릅 특유의 향미와 휘핑크림의 향미가 섞이면서 특유의 향미가 난다.

맛은 은근히 쌉싸름하다. 조리된 수프에 후추를 뿌린 후 섭취하면 상당히 맛있다.

레시피 포인트
두릅은 육질이 두터우므로 곱게 갈리지 않는다. 믹서로 분쇄할 때는 1분 이상 분쇄한다. 나무두릅을 재료로 사용할 경우 밑둥의 목질과 가시를 충분히 제거하고 사용한다.

두릅 수프 레시피

맛 ★★★★★
효능 ★★★★

 1. 프라이팬에 버터를 녹인 뒤 양파와 생강(마늘)을 볶다가 두릅을 넣으면서 타지 않게 살짝 볶는다. (죽으로 조리할 땐 재료를 볶지 않는다.)

 2. 살짝 볶은 것에 물이나 육수를 넣고 재료가 완전히 익을 때까지 끓인다.

 3. 앞에서 데친 재료를 한꺼번에 넣고 믹서나 핸드그라인더로 1분 이상 분쇄한다.
(죽으로 조리하려면 밥 1공기를 준비한다.)

 4. 갈아낸 재료 전부를 냄비에 넣은 뒤 끓인다. 물에 탄 전분과 휘핑크림을 넣으면서 원하는 농도를 만든다. 소금으로 살짝 간을 한다.
(죽으로 조리할 때는 전분과 휘핑크림 대신 밥과 참기름을 넣고 끓인다.)

 5. 수프가 걸쭉하면 물을 보충하면서 농도를 조절한다. 끓여낸 수프를 그릇에 담아낸 후 파슬리가루와 후추를 뿌린다.

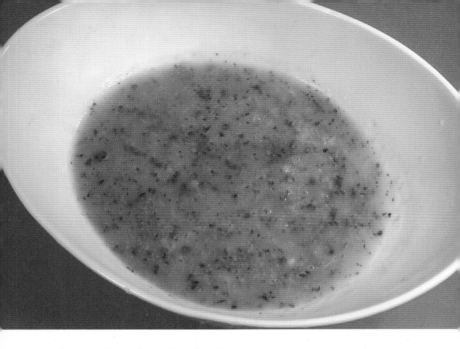

각종 진통에 효능이 있는
꾸지뽕 잎 수프

뽕나무과 낙엽활엽소교목 *Maclura tricuspidata* 8m

꾸지뽕나무는 우리나라의 중부 이남과 히말라야 산맥, 중국 등지에서 자생하는 뽕나무과의 낙엽활엽소교목이다. 우리나라의 경우 해발 1,000m 이하의 양지바른 산지에서 자생하는 꾸지뽕나무는 높이 3~8m 내외, 잎은 감나무 잎과 닮았지만 부드러운 편이다.

5~6월에 피는 암꽃과 수꽃이 서로 다른 나무에서 개화하

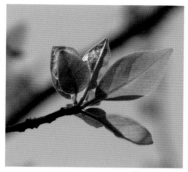

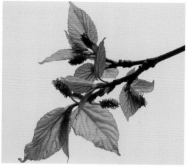

꾸지뽕 어린 잎

뽕나무 어린 잎

는 이가화이다. 암꽃은 자잘한 꽃들이 둥글게 모여 달리고, 수꽃은 3~5개의 화피 열편이 있고 수술은 4개이다. 9~10월 이면 붉은색의 둥근 열매가 결실을 맺는데 이 열매는 사람이 식용할 수 있다.

꾸지뽕나무의 효능

꾸지뽕나무의 수피, 근피, 열매를 한방에서 약용한다. 요

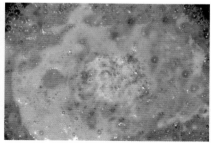

꾸지뽕 잎 수프 조리 예제

꾸지뽕 잎 수프 재료(2~3인분)	
꾸지뽕 어린 잎	50g
뽕나무 어린 잎	옵션
닥나무 어린 잎	옵션
양배추 잎 1~3장	50g
양파 작은 것 1개	100g
샐러리 줄기 1줄	옵션
생강 반쪽	5g
물	1~2컵
전분	10~20g
버터 또는 카놀라유	2작은술
휘핑크림	1/2컵
소금	적량
후추	적량

꾸지뽕 잎 죽 재료(2인분)	
꾸지뽕 어린 잎	50g
양배추 잎 1~3장	50g
양파 작은 것 1개	100g
청양고추	2개
마늘 1~2쪽	5~10g
밥 1공기	220g
물	1컵
소금	적량
후추	적량
참기름	적량

통, 객혈, 유정, 타박상, 소염, 신경통, 습진, 폐결액에 효능
이 있다.

식용 방법

어린 잎을 수확해 나물로 무쳐 먹는다. 온화하고 푹신푹신한 색감이 나물 반찬으로 좋다.

꾸지뽕 잎 수프의 맛

꾸지뽕나무, 뽕나무, 닥나무 어린 잎 수프의 맛은 온화하고 부드럽다. 조리된 수프에 후추를 뿌린 뒤 섭취하면 먹을 만하지만, 다진 샐러리 줄기를 넣어서 조리하면 더욱 맛있다.

레시피 포인트

봄철에 꾸지뽕의 어린 잎을 준비하되 구할 수 없을 때에는 뽕나무 어린 잎이나 닥나무 어린 잎을 준비한다. 셋 다 뽕나무과 식물이자 어린 잎의 맛이 서로 비슷하므로 섞어서 조리해도 상관없다. 참고로 뽕나무과 나무들의 어린잎은 대부분 식용할 수 있을 뿐 아니라 부드럽고 푹신푹신한 식감이 색다른 별미이다.

꾸지뽕 잎 수프 레시피

맛 ★★★★☆
효능 ★★★

 1. 프라이팬에 버터를 녹인 뒤 양파와 생강(마늘)을 볶다가 양배추, 꾸지뽕 잎을 순서대로 넣으면서 타지 않게 살짝 볶는다. (죽으로 조리할 때는 재료를 볶지 않는다.)

 2. 살짝 볶은 것에 물이나 육수를 넣고 재료가 완전히 익을 때까지 끓인다.

 3. 앞에서 데친 재료를 한꺼번에 넣고 믹서나 핸드그라인더로 1분 이상 분쇄한다.
(죽으로 조리하려면 밥 1공기를 준비한다.)

 4. 갈아낸 재료 전부를 냄비에 넣은 뒤 끓인다. 물에 탄 전분과 휘핑크림을 넣고, 소금으로 살짝 간을 한다.
(죽으로 조리할 때는 전분과 휘핑크림 대신 밥과 참기름을 넣고 끓인다.)

 5. 수프가 걸쭉하면 물을 보충하면서 농도를 조절한다. 끓여낸 수프를 그릇에 담아낸 후 파슬리 가루와 후추를 뿌린다.

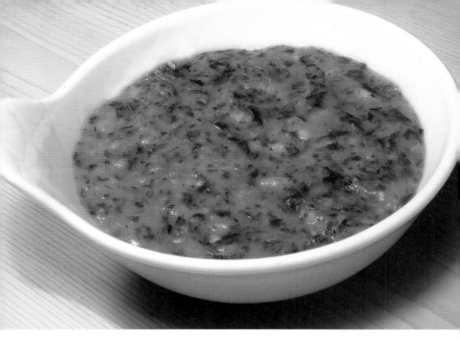

각종 염증에 좋은
왕고들빼기 수프

국화과 한/두해살이풀 *Lactuca indica* 2m

가을이면 농촌의 시골길이나 들판에서 멀대같이 1.5~2m 높이로 자라는 야생화가 있는데, 옅은 노란색 꽃이 주렁주렁 달려 있다면 대게 왕고들빼기이다. 꽃 모양과 잎 모양도 기억하기 쉬운 모양이기 때문에 봄철에 나물이 필요한 경우 쉽게 채취할 수 있다. 대도시 근교의 시골길에서 흔하게 자생하는 야생화이다.

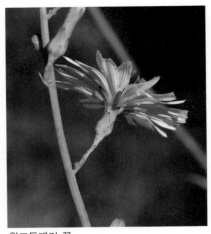

왕고들빼기 꽃

왕고들빼기의 근생엽은 피침형~약간 넓은 피침형이고 가장자리가 결각상 톱니가 있다. 언뜻 보면 냉이 잎이나 씀바귀 잎과 비슷하지만 잎의 크기가 2~3배 크므로 쉽게 찾아낼 수 있다.

나물로 섭취하는 부분은 봄철에 올라온 근생엽이다. 근생엽은 원줄기가 올라올 무렵에 말라 비틀어진다.

7~9월에 개화하는 왕고들빼기의 꽃은 원뿔모양꽃차례로 동전 크기의 꽃들이 몇 개씩 달린다. 꽃의 모양은 고들빼기 꽃과 비슷하지만 크기는 조금 더 크고 꽃의 색상은 노란색이거나 흰색에 가까운 밝은 노란색이다.

왕고들빼기 효능

왕고들빼기의 전초는 해열, 종기, 편도선염, 자궁염, 유선염에 효능이 있고 위와 피를 보

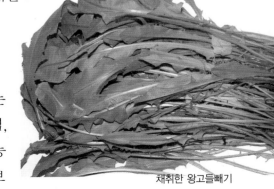

채취한 왕고들빼기

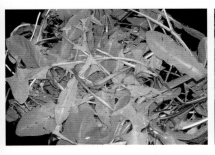
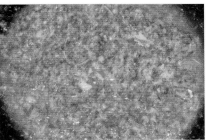
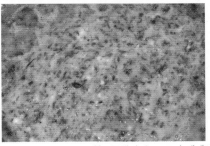

왕고들빼기 수프 조리 예제

한다.

식용 방법

왕고들빼기의 줄기가 올라오기 전 땅에서 올라온 잎을 채취해 나물로 식용한다. 씀바귀와 마찬가지로 쌉싸름한 맛이 일품인데 씀바귀에 비해 쓴 맛이 적기 때문에 쌈거리 채소로 식용할 수 있다.

왕고들빼기 잎을 식용하는 나라는 우리나라 외에도 대만, 일본, 말레이시아, 인도네시아 등이고 상업적으로 입을 수확하기 위해 재배한다.

우리나라에서는 봄철에만 왕고들빼기 잎을 판매하는데, 장사꾼들이 이것의 정확한 이름을 몰라 대부분 '야생화 잎'이라는 이름으로 판매한다.

왕고들빼기
수프의 맛

수프의 맛은 미세하게 쌉싸름하고 맛있다. 조리된 수프에 후추를 뿌린 후 섭취하면 아주 맛있다.

레시피 포인트

왕고들빼기 잎은 믹서에 곱게 분쇄되지 않는다. 믹서로 분쇄할 때는 1분 이상 분쇄한다.

왕고들빼기 수프 재료(2~3인분)	
왕고들빼기 잎	50g
양배추 잎 3~5장	100g
양파 작은 것 1개	100g
마늘 2~3쪽	10~15g
물	1컵
전분	10~20g
버터 또는 카놀라유	2작은술
휘핑크림	1/2컵
소금	적량
후추	적량
샐러리 줄기 1줄	옵션

왕고들빼기 죽 재료(2인분)	
왕고들빼기 잎	50g
양배추 잎 1~3장	50g
양파 작은 것 1개	100g
청양고추	2개
마늘 2~3쪽	10~15g
밥 1공기	220g
물	1컵
소금	적량
후추	적량
참기름	적량

왕고들빼기 수프 레시피

맛 ★★★★★
효능 ★★★

 1. 프라이팬에 버터를 녹인 뒤 양파, 마늘(생강), 다진 샐러리를 볶다가 양배추, 왕고들빼기 잎을 순서대로 넣으면서 타지 않게 살짝 볶는다. (죽으로 조리할 때는 재료를 볶지 않는다.)

 2. 살짝 볶은 것에 물이나 육수를 넣고 재료가 완전히 익을 때까지 끓인다.

 3. 앞에서 데친 재료를 한꺼번에 넣고 믹서나 핸드그라인더로 1분 이상 분쇄한다. (죽으로 조리하려면 밥 1공기를 준비한다.)

 4. 갈아낸 재료 전부를 냄비에 넣은 뒤 끓인다. 물에 탄 전분과 휘핑크림을 넣고, 소금으로 살짝 간을 한다. (죽으로 조리할 때는 전분과 휘핑크림 대신 밥과 참기름을 넣고 끓인다.)

 5. 수프가 걸쭉하면 물을 보충하면서 농도를 조절한다. 끓여낸 수프를 그릇에 담아낸 후 파슬리 가루와 후추를 뿌린다.

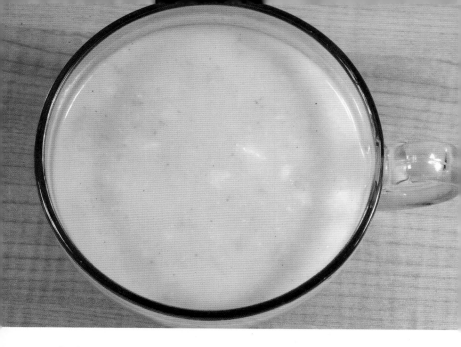

원기 회복, 체력 회복에 좋은
인삼 수프

두릅나무과 여러해살이풀 *Panax ginseng* 60cm

  인삼은 우리나라와 중국, 러시아 일대에서 자생하는 산삼을 재배한 것이다. 이 중 고려인삼은 특별히 우리나라에서 경작한 품종을 말하며, 중국, 러시아, 미국 일대에서 자생하는 인삼(산삼)은 우리나라의 품종과는 조금 다르지만 모두 인삼이라고 칭한다.

  인삼의 성장 속도는 매우 느리다. 재배한 품종은 보통 5~6

년생을 수확한 다음 인
삼, 홍삼, 수삼 등으로
가공한 뒤 시장에 출하
한다. 인삼의 종주국답게
세계에서도 우리나라의
고려인삼을 가장 높이 쳐
준다.

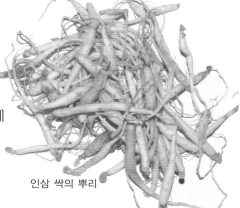

인삼 싹의 뿌리

'산삼'은 야생 삼, 즉 사람이 재배하지
않고 산에서 자연적으로 발생하고 자라는 산삼을 말한다.

'인삼'은 농가에서 재배 시설을 만들어 놓고 경작하는 산
삼의 한 종류이다. 당연히 깊은 산에서 자연의 이슬을 머금고
자라는 산삼에 비해서는 영양 성분이 낮을 수밖에 없다.

'장뇌삼'은 산 속의 비밀 장소에 산삼이 자랄 만한 환경을
만들어 놓고 재배한 인삼의 한 종류이다. 밭에서 재배한 인삼
보다는 가치를 조금 더 높이 쳐 준다.

'수삼'은 수확한 인삼 중 가공이나 건조를 시키지 않은 상
태의 생인삼을 말한다.

'백삼'은 4년생 인삼의 껍질을 벗긴 뒤 상품화한 인삼을 말
한다 '홍삼'은 6년생 인삼을 인삼이 채질에 맞지 않는 사람
들이 복용할 수 있도록 수증기로 찐 뒤 건조시킨 인삼을 말한
다.

인삼은 뜨거운 성질인데 홍삼으로 가공하면 뜨거운 성질이

약화되므로 인삼이 체질에 맞지 않는 사람은 홍삼을 복용하면 된다.

인삼의 효능

인삼과 홍삼에는 탄수화물, 당질, 단백질, 비타민 B1, B2, B6, B9, C, E, 식이섬유, 아연, 인, 철분, 지질(脂質), 칼륨, 칼슘, 회분, 사포닌 등이 함유되어 있는데 약초와 야채류 중에서도 단백질과 식이섬유 함량이 상당히 높은 편이다.

인삼 및 홍삼은 자양 강장, 병후 신체 허약, 기억력 증진, 노화 예방, 권태에 좋은데 일반적으로 허약한 신체를 단기간에 끌어올리고 기를 보할 목적으로 섭취한다.

어린 인삼의 잎

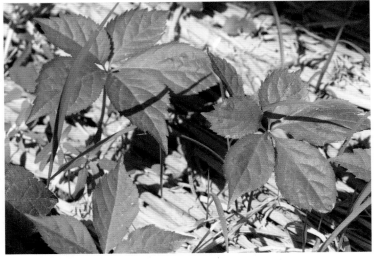

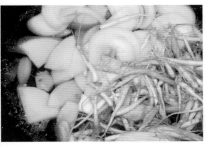
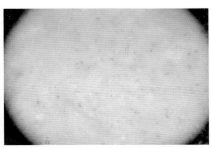
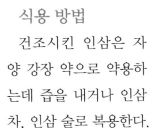

인삼 수프 조리 예제

식용 방법

건조시킨 인삼은 자
양 강장 약으로 약용하
는데 즙을 내거나 인삼
차, 인삼 술로 복용한다.

인삼의 어린 뿌리와 어린 싹은 무침, 볶음 반찬으로 식용할
수 있다.

인삼 수프의 맛

인삼 수프의 맛은 조금 쓰고 쌉싸름하다. 조리된 수프에 후
추를 뿌린 후 섭취하면 나름 맛있다. 맛이 없더라도 건강에
좋은 음식이라 생각하고 섭취한다.

레시피 포인트

인삼 수프에 사용하는 것은 인삼 싹이거나 인삼의 어린 뿌리이고 생것을 사용한다. 인삼의 싹이나 어린 뿌리는 육질이 두터우므로 곱게 갈리지 않는다. 믹서로 갈 때 1분 이상 분쇄한다. 쌉싸름한 맛을 줄이려면 감자 혹은 당근과 배합해 수프를 조리한다.

인삼 수프 재료(2~3인분)	
인삼 싹의 뿌리	50g
감자 1/2개	100g
양파 작은 것 1개	100g
생강 반쪽	5g
물	1컵
버터 또는 카놀라유	2작은술
휘핑크림	1/2컵
소금	적량
후추	적량

인삼 수프 레시피

맛 ★★★★
효능 ★★★★

 1. 프라이팬에 버터를 녹인 뒤 양파와 생강(마늘)을 볶다가 감자, 인삼을 순서대로 넣으면서 타지 않게 살짝 볶는다. (죽으로 조리할 때는 재료를 볶지 않는다.)

 2. 살짝 볶은 것에 물이나 육수를 넣고 재료가 완전히 익을 때까지 끓인다.

 3. 앞에서 데친 재료를 한꺼번에 넣고 믹서나 핸드그라인더로 1분 이상 분쇄한다.
(죽으로 조리하려면 밥 1공기를 준비한다.)

 4. 갈아낸 재료 전부를 냄비에 넣은 뒤 끓인다. 물에 탄 전분과 휘핑크림을 넣고, 소금으로 살짝 간을 한다.
(죽으로 조리할 때는 전분과 휘핑크림 대신 밥과 참기름을 넣고 끓인다.)

 5. 수프가 걸쭉하면 물을 보충하면서 농도를 조절한다. 끓여낸 수프를 그릇에 담아낸 후 파슬리 가루와 후추를 뿌린다.

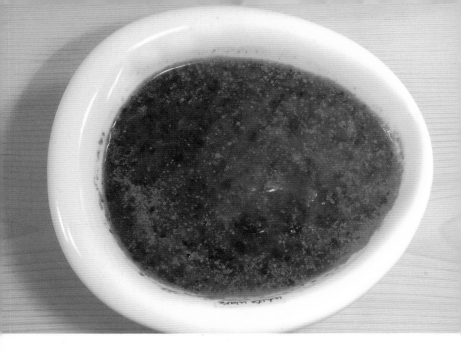

혈액 순환에 좋은
홍화(잇꽃) 수프

국화과 두해살이풀 *Carthamus tinctorius* 0.5~1m

홍화 씨 기름을 수확하기 위해 고대 이집트에서부터 인간이 재배해 온 홍화는 특히 중국, 일본, 티벳 등지에서 많이 재배하고 있다.

이집트가 원산지인 홍화는 국내에서도 홍화 씨 기름을 얻기 위해 밭 작물로 재배하는데 홍화의 국내 정명은 '잇꽃', 해외에서의 허브명은 '사플라워(Safflower)'이다.

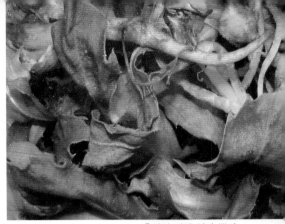
홍화의 어린 잎과 뿌리

홍화(잇꽃)는 인류 문명이 재배한 작물 가운데 가장 유서 깊은 작물 중 하나이다.

고대 이집트의 파라오 투탕카멘의 무덤 유적지에서 홍화로 만든 화환이 발견된 것으로 보아 최소 기원전 1,800~2,000년부터 홍화를 재배한 것으로 추정된다.

이집트의 홍화는 지중해와 중앙아시아를 경유해 전세계에 전래되었는데 아시아의 경우 인도와 중국에서 주요 작물로 번성하였다. 지금의 홍화 재배는 옥수수 기름처럼 상업성이 없어서 대부분 소규모의 농가에서 재배한다.

홍화의 원줄기는 우리나라의 경우 높이 0.5~1m로 자라지만 원산지에서는 높이 1.5m까지 자란다. 꽃은 7~8월에 피며 엉겅퀴 꽃과 비슷하지만 노란색~주황색으로 개화하고 여러 송이가 머리모양화서로 모여서 달린다. 잎은 어긋나기하고 넓은 피침형이며 가장자리에 가시 같은 것이 있지만 어린 잎은 부드럽고 지방질(홍화 기름)이 풍부해서 나물 요리에 안성맞춤이고 식감도 좋다.

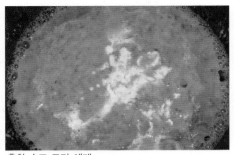
홍화 수프 조리 예제

홍화의 효능

홍화 꽃은 히스테리, 해열, 홍역, 가래, 정신 공황, 황달 등에 차로 우려 마신다.

홍화 꽃은 또한 어혈에 의한 통증, 혈액 순환, 관절염, 피부 발진, 간에 효능이 있다.

홍화 기름은 혈액 순환, 해독에 효능이 있다.

식용 방법

어린 싹(어린 잎)과 어린 뿌리는 나물로 식용한다. 어린 싹은 샐러드로 섭취할 수 있다. 종자는 홍화 씨 기름을 추출한 뒤 식용하거나 약용한다.

홍화 수프 재료(2~3인분)	
홍화 어린 싹과 뿌리	100g
양배추 잎 1~3장	50g
양파 작은 것 1개	100g
생강 1쪽	10g
물 또는 육수	1~2컵
전분	10~20g
버터 또는 카놀라유	2작은술
휘핑크림	1/2컵
소금	적량
후추	적량

홍화 죽 재료(2~3인분)	
홍화 어린 싹과 뿌리	100g
양배추 잎 1~3장	50g
양파 작은 것 1개	100g
청양고추	1개
마늘 2쪽	10g
밥 1공기	220g
물	1컵
소금	적량
후추	적량
참기름	적량

홍화 꽃은 황색 식용 색소 기능을 하여 스튜, 수프, 제빵에서 사용하는데 값비싼 샤프란 향신료의 대용이라고 하여 '개샤프란' 이라고도 불린다.

홍화 수프의 맛

특별한 향기가 없지만 식물체에 기름 성분이 풍부해 부드럽고 맛있다. 후추를 뿌린 뒤 섭취한다.

레시피 포인트

수프의 재료는 홍화 싹과 어린 뿌리이다. 섬유질이 질기므로 믹서로 분쇄할 때 1분 이상 분쇄한다.

홍화(잇꽃) 수프 레시피

맛 ★★★★☆
효능 ★★★

 1. 프라이팬에 버터를 녹인 뒤 양파와 생강(마늘)을 볶다가 양배추, 홍화를 순서대로 넣으면서 타지 않게 살짝 볶는다. (죽을 만들 때는 재료를 볶지 않는다.)

 2. 살짝 볶은 것에 물이나 육수를 넣고 재료가 완전히 익을 때까지 끓인다.

 3. 앞에서 데친 재료를 한꺼번에 넣고 믹서나 핸드그라인더로 1분 이상 분쇄한다.
(죽으로 조리할 때는 밥 1공기를 준비한다.)

 4. 갈아낸 재료 전부를 냄비에 넣은 뒤 끓여 준다. 물에 탄 전분과 휘핑크림을 넣어 원하는 농도로 만든 뒤, 소금으로 살짝 간을 한다.
(죽으로 조리할 때는 휘핑크림 대신 밥과 참기름을 넣은 뒤 끓인다.)

 5. 수프가 걸쭉하면 물을 보충하면서 농도를 조절한다. 끓여낸 수프를 그릇에 담아낸 후 파슬리 가루와 후추를 뿌린다.

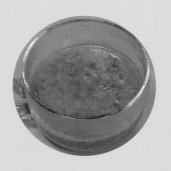

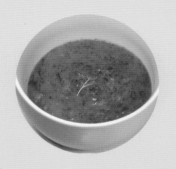